Pınar Taşdemir Özuğuz

Behçet Hastalığı'nda Endotel Disfonksiyonunun Değerlendirilmesi

Pınar Taşdemir Özuğuz

Behçet Hastalığı'nda Endotel Disfonksiyonunun Değerlendirilmesi

Türkiye Alim Kitapları

Impressum / Künye
Bibliografische Information der Deutschen Nationalbibliothek: Die Deutsche Nationalbibliothek verzeichnet diese Publikation in der Deutschen Nationalbibliografie; detaillierte bibliografische Daten sind im Internet über http://dnb.d-nb.de abrufbar.

Deutsche Nationalbibliothek tarafından yayınlanan bibliyografik bilgiler: Deutsche Nationalbibliothek, bu yayını Deutsche Nationalbibliografie'de listeler; detaylı bibliyografik bilgi İnternet'te http://dnb.d-nb.de sitesinde mevcuttur.

Coverbild / Kitap kapağı resmi: www.ingimage.com

Verlag / Yayıncı:
Türkiye Alim Kitapları
ist ein Imprint der / yayınevinin bir ticari markasıdır
OmniScriptum GmbH & Co. KG
Bahnhofstraße 28, 66111 Saarbrücken, Deutschland / Almanya
Email / E-posta: info@omniscriptum.com

Herstellung: siehe letzte Seite /
Basım yeri: son sayfaya bakın
ISBN: 978-3-639-81404-0

İÇİNDEKİLER

ÖNSÖZ

Uzmanlık eğitimim boyunca bilgi ve deneyimlerinden faydalandığım, destek ve yardımlarını hiçbir zaman esirgemeyen, yetişmemde büyük katkıları olan Sayın Prof. Dr. Mukadder KOÇAK'a, Prof. Dr. Ayşe Anıl KARABULUT'a ve tezimi hazırlama döneminde büyük emekleri geçen Biyokimya A.D Öğretim Üyesi Prof. Dr. Üçler KISA'ya ve Kardiyoloji A.D Öğretim Üyesi Doç. Dr. Murat TULMAÇ'a saygı ve teşekkürlerimi sunarım.

Sevgi ve desteği ile her zaman yanımda olan sevgili eşim Ufuk Özuğuz'a, hayat kaynağım olan kuzularım Dilara ve Ahmet Tarık ve bu günlere gelmemi sağlayan sevgili AİLEME, özellikle hem annelik hem babalık yapan kahramanım BABACIĞIMA teşekkür ederim.

Pınar Taşdemir Özuğuz
Temmuz 2016

SİMGELER VE KISALTMALAR

Bu çalışmada kullanılmış olan simgeler ve kısaltmalar, açıklamaları, orijinal ifadeleri (tırnak içinde) ile birlikte aşağıda sunulmuştur.

ABG: Akım bağımlı genişleme, 'Flow mediated dilatation'
ADMA: Asimetrik dimetilarjinin
BA: Brakiyal arter
BÇ: Bazal çap
BH: Behçet hastalığı,
DDAH: Dimetilarjinin dimetilaminohidrolaz
DKB: Diyastolik kan basıncı
DVT: Derin ven trombozu
ED: Endotel disfonksiyonu
EBVY: Endotel bağımlı vazodilatatör yanıt
ENBL: Eritema nodozum benzeri lezyonlar
ESR: Eritrosit sedimantasyon hızı
ET-1: Endotelin-1
GİS: Gastrointestinal sistem
HDL: Yüksek dansiteli lipoprotein
hs-CRP: Yüksek duyarlılıklı C-reaktif protein
HSV: Herpes simpleks virüs
HLA: İnsan lökosit antijeni 'Human leukocyte antigen'
IBH: İnflamatuvar barsak hastalığı
ICAM : Hücreler arası adezyon molekülü
IFN: İnterferon
IL: İnterlökin
Ig: İmmünoglobulin
ISP: Isı şok proteini
L: Litre
LDL: Düşük dansiteli lipoprotein
MMP: Matriks metalloproteinaz
MEFV: Ailesel Akdeniz Ateşi geni
µMol: Mikromol
MIC: Majör doku uygunluk kompleksi klas
MHC: Majör doku uygunluk kompleksi
NO: Nitrik oksit
NOS: Nitrik oksit sentaz
iNOS: İndüklenebilir nitrik oksit sentaz
eNOS: Endotelyal nitrik oksit sentaz
nNOS: Nöronal nitrik oksit sentaz
PAI-1: Plazminojen aktivatör inhibitör-1
PGI2: Prostasiklin
PGE2: Prostaglandin E2
PMNL: Polimorfonükleer lökosit
SOD: Süperoksit dismutaz
SDMA: Simetrik dimetilarjinin
SKB: Sistolik kan basıncı
Th: $T_{\text{yardımcı}}$ hücre
TNF: Tümör nekroz faktörü
VKİ: Vücut kitle indeksi
vWF: Von Willebrand faktör

ŞEKİLLER

TABLOLAR

TÜRKÇE ÖZET

Günümüzde Behçet Hastalığı'nın (BH'nin), endotel disfonksiyonuna (ED'ye) neden olan, sınıflandırılamamış, sistemik bir vaskülit olduğu kabul edilmektedir. BH için kabul edilen tipik vasküler tutulum bulgularını sergilemeyen hastalarda bile ED saptanabildiği bildirilmiştir. Önceki birkaç çalışmada; BH'de ED'nin varlığının gösterilmek üzere yüksek duyarlıklı C reaktif protein (hs-CRP), asimetrik dimetilarjinin (ADMA), homosistein gibi parametreler sınırlı olarak değerlendirmeye alınmış ve normalden sapmalar dikkati çekmiştir. Burada sunulan çalışmanın amacı; ED ile ilişkili olduğu iyi bilinen serum lipid profili, homosistein ve hs-CRP değerlerinin yanı sıra akım bağımlı dilatasyon (ABG) ölçümü ve ADMA düzeyi gibi yeni belirteçlerin, BH olgularında olası ED'nin araştırılmasıdır. Bu amaçla, oluşturulan çalışma protokolünde, BH erişkin olgularının, yaş ve cinsiyet uyumlu, sağlıklı gönüllülerden oluşan kontrol grubuyla karşılaştırılması hedeflenmiştir.

Çalışmaya; "Uluslararası Behçet Hastalığı Çalışma Grubu" tanı kriterlerine göre BH tanısı konulan 40 erişkin hasta ve 20 sağlıklı gönüllü dahil edilmiştir. Kontrol grubunda; yaş, cinsiyet ve vücut kitle indeksi (VKİ) gibi tanımlayıcı özellikler bakımından hasta grubu ile benzer dağılım gösteren erişkinlere yer verilmiştir. Olguların fizik ve dermatolojik incelemeleri tamamlandıktan sonra tanımlayıcı özellikleri, muayene bulguları kaydedilmiş ve K.Ü.T.F. Kardiyoloji A.D. tarafından değerlendirmeleri yapılmıştır. BH grubundaki olguların sadece %6'sında vasküler hastalık öyküsü saptanmış olup, başvuru anında olguların hiçbirinde aktif dönemde vasküler lezyon belirlenmemiştir. Her iki grupta yer alan olguların, total kolesterol, düşük dansiteli kolestrol (LDL-K), yüksek dansiteli kolestrol (HDL-K), trigliserid, ADMA, homosistein ve hs-CRP düzeyleri çalışılmış, ABG ölçümleri yapılmıştır. Çalışma verileri istatistiksel analizlerle karşılaştırılmıştır.

İki grup arasında; tanımlayıcı özellikler, sistolik kan basıncı, diyastolik kan basıncı, total kolesterol, LDL-K, HDL-K, trigliserid düzeyleri açısından istatistiksel olarak anlamlı fark saptanmamıştır. BH grubunda; ortalama hs-CRP, eritrosit sedimantasyon hızı (ESR), homosistein ve ADMA düzeyleri kontrol grubuna göre anlamlı derecede yüksektir. Hasta grubunda, aktif dönemdeki BH hastalarının hs-CRP, ESR ve homosistein düzeyleri remisyondaki hastalara göre anlamlı derecede yüksektir. Serum ADMA düzeyi ortalaması aktif dönemdeki hasta grubunda remisyondaki hasta grubuna göre yüksek olmakla birlikte fark istatistiksel açıdan anlamlı bulunmamıştır. ABG ölçümleri açısından değerlendirildiğinde, BH grubuna ait ABG değerlerinin kontrol grubuna göre anlamlı derecede düşük olduğu belirlenmiştir ancak aktif dönemdeki hastalarla remisyondaki hastalar arasında fark anlamlı bulunmamıştır. Aktif dönemdeki hastalarda ABG ile hastalık süresi, yaş, homosistein, CRP, ESR ve ADMA düzeyleri arasında ilişki de izlenmemiştir. Remisyon dönemindeki hastalarda ABG ile hastalık süresi ve ADMA düzeyleri arasında negatif ilişki saptanmıştır. Tüm hastalar değerlendirildiğinde, ABG ile hastalık süresi ve ADMA düzeyleri arasında negatif ilişki saptanırken, serum ADMA düzeyleri ile hastalık süresi, serum homosistein düzeyleri ile VKİ ve serum hs-CRP düzeyi ile ESR düzeyleri arasında pozitif ilişki olduğu gösterilmiştir.

Sonuç olarak bu çalışma ile belirgin vasküler tutulum göstermeyen BH olgularında ED belirteçlerinin tümünün değerlendirilmesi ile ED'nin varlığı ortaya konmuştur. BH'de homosistein, hs-CRP düzeylerinde anlamlı artış mevcut olup hastalık aktivitesi ile ilişkili görünmektedir. Serum ADMA düzeyleri ve ABG ile hastalık aktivitesi arasında ilişki olmadığı sonucuna varılmış, bu durumun daha çok kronik süreçte birikici endotel hasarını yansıtabileceği düşünülmüştür. Bu çalışmada her ne kadar vasküler tutulum ve tromboza eğilimin nedeni aydınlatılamamış olsa da BH'de ateroskleroz öncülü olduğu düşünülen ED'yi değerlendirmede hs-CRP, homosistein ve ADMA düzeylerinin yanı sıra, invazif olmayan ve kolay uygulanabilir bir yöntem olan ABG'nin hastaların rutin değerlendirmeleri için kullanılmasının faydalı olabileceği sonucuna varılmıştır. Bununla birlikte BH ile ED arasındaki ilişkiyi aydınlatacak daha geniş hasta serileri üzerinde yürütülecek ileri çalışmalara gereksinim duyulmaktadır.

Anahtar kelimeler: Behçet Hastalığı, endotel disfonksiyonu, yüksek duyarlılıklı C-reaktif protein, asimetrik dimetilarjinin, homosistein, akım bağımlı dilatasyon.

İNGİLİZCE ÖZET

"SUMMARY"

Currently Behçet's disease (BD) is accepted as an unclassified systemic vasculitis causing endothelial dysfunction (ED). Even BD patients without the typical vasculary involvement findings are reported to have ED. Previously in a few study parameters like; high sensitivity C-reactive protein (hs-CRP), asymmetric dimethylarginine (ADMA), homocysteine were invested in order to find out the presence of ED and abnormal results took the attention. Herein the aim of this study is to investigate the possible presence of ED in BD, by evaluating the wellknown ED parameters serum lipid levels, homocysteine and hs-CRP and also the new parameters like ADMA and flow mediated dilatation (FMD). The study protocol for this purpose targetted to compare adult BD patients with age and sex matched healthy volunteers.

Forty patients with BD, fulfilling the "International Study Group Diagnostic Criteria for BD" as the patients' group and 20 healthy volunteers for the control group were included into the study. The control group was composed of adult healthy volunteers who had similar properties for the descriptive characteristics (like age, gender, body mass index) with the patients group.

Descriptive properties and physical findings were recorded after the physical and dermatologic examination of each case and study group was further evaluated in the University of Kırıkkale, Medical School, Department of Cardiology. Among the BD patients only %6 of cases reported vasculary involvement in their past medical history whereas none had vasculary involvement finding at the attandance.

Total cholesterol, low-density lipoprotein (LDL) cholesterol, high-density lipoprotein (HDL) cholesterol, triglyceride, ADMA, homocysteine and hs-CRP levels were evaluated in each case. Data of the study was analized statistically. There were no statistically significant difference concerning descriptive properties, systolic-diastolic blood pressure values, total cholesterol, LDL-cholesterol, HDL cholesterol, triglyceride levels between the patients and control groups

The mean hs-CRP, erythrocyte sedimantation rate (ESR), homocysteine and ADMA levels were statistically significantly higher in BD group than the control group. The mean hs-CRP, ESR and homocysteine levels were statistically significantly higher in the active BD patients than the patients in remission period. Although, the mean ADMA levels were higher in the BD patients in active period than the patients in remission period, the difference was not statistically significant. There was not any statistically significant difference in terms of FMD between the patients in active period and remission period but the FMD values were significantly lower in BD patients than the control cases. There was no correlation between the FMD values and duration of disease, age, homocysteine, ESR, CRP, ADMA levels in the active Behcet patients whereas there was a negative correlation between FMD and duration of disease and ADMA levels in the BD patients within remission period. Considering all patients into account, there was a negative correlation between the duration of disease and ADMA levels. On the other hand, there was a positive correlation between the ADMA levels and duration of disease, between homocysteine levels and BMI, between ESR and hs-CRP levels.

As a result, in this study even in BD patient without prominent vasculary involtment the presence of ED was found out by evaluating all the markers for ED. Homocysteine, hs-CRP levels were significantly elevated in BD patients seems to be correlated to disease activity. There was no correlation between ADMA levels or FMD and disease activity, indicating the chronical process with possible cumulative endothelial disturbance. Although the cause of vasculary involvement and tendency to thrombosis in BD is not clarified with this study, we suggest that all the mentioned ED markers and FMD which is a non-invasive easy method to evaluate ED, can be used for routine evaluation of BD patients. However; further studies on larger study groups of BD are needed to clarify the exact relationship between BD and ED.

Keywords: Behçet's Disease, endothelial dysfunction, high sensitivity C-reactive protein, asymmetric dimethylarginine, homocysteine, flow mediated dilatation.

1. GİRİŞ VE AMAÇ

Behçet hastalığı (BH), etyolojisi bilinmeyen, akut alevlenme ve iyileşme dönemleriyle seyreden, kronik, inflamatuvar bir hastalıktır. BH'de dermatolojik, oftalmolojik, nörolojik, lökomotor, gastrointestinal, kardiyopulmoner, ürogenital ve vasküler sistemde tutulum gelişebilmektedir. BH'de klinik tablo, hastadan hastaya değişen farklı tutulumların ürünüdür. Etyopatogenezde suçlanan temel mekanizma; damar duvarı ve perivasküler dokuyu etkileyerek endotel disfonksiyonuna (ED'ye) neden olan vaskülitik süreçtir. Bu sürecin sistemik olduğu, arteriyel ve venöz sisteme ait her çapta damarı etkileyebildiği, venöz tromboza eğilim yarattığı ve özgün histopatolojik bulgusu olmadığı bilinmektedir. Güncel literatürde; vasküler tutuluma ait belirti vermeyen olgularda da ED'nin var olduğu ileri sürülmektedir. BH'de vasküler tutulum, tromboza eğilim ve ED'ye neden olan birçok faktör suçlanmıştır, bunlar: subklinik inflamasyon; $T_{yardımcı}$ hücrelerinden Tip1 sitokinlerin salınımı; adezyon moleküllerinin ekspresyonunda artış; serbest oksijen radikal üretiminde artış; lipidler, lipoprotein düzeyleri ve düşük dansiteli lipoprotein (LDL) oksidasyonunda artış; okside-LDL'ye karşı gelişen antikorlar; serum homosistein, C-reaktif protein (CRP) ve asimetrik dimetil arjinin (ADMA) düzeylerinde artış ile nitrik oksit (NO) düzeylerinde azalmadır. BH'de ortaya konan ED ile lipid profili, homosistein, yüksek duyarlılıklı C-reaktif protein (hs-CRP) düzeyi arasındaki ilişkiyi araştıran ilk çalışmalara, son yıllarda ADMA ve akım bağımlı genişleme (ABG) olarak adlandırılan ultrasonografik değerlendirmeyi içeren yenileri eklenmiştir. BH'de ADMA düzeylerinde yüksekliği ortaya koyan tek bir çalışma olup, bugüne kadar bilinen ED belirteçleri ile ABG arasındaki ilişkiyi geniş çaplı inceleyen bir çalışma bulunmamaktadır.

Bu çalışmada; BH'de ED'nin varlığının araştırılması için ED belirteçlerinin tümünün değerlendirilmesi amaçlanmıştır. Bu amaçla, oluşturulan çalışma protokolünde, BH olgularının sağlıklı gönüllülerden oluşan kontrol grubuyla karşılaştırılması hedeflenmiştir. Çalışmada, ED'nin araştırılması için tüm olgularda; serum lipidlerinin yanı sıra, ED'nin iyi bilinen belirteçleri olan, homosistein ve hs-CRP düzeyleri ile yeni değerlendirme araçları olan ADMA düzeyi ve ABG ölçümleri yapılarak verilerin istatistiksel analizi planlanmıştır.

2. GENEL BİLGİLER

2.1. TANIM ve TARİHÇE

BH, ilk kez 1937 yılında Türk Dermatolog Ord. Prof. Dr. Hulusi Behçet tarafından ağızda ve genital bölgede tekrarlayan aftlar, hipopiyonlu iridosiklit ile karakterize üç semptomlu bir triad olarak tanımlanmıştır (1). BH'nin oküler ve mukokutanöz tutulumun yanı sıra nörolojik, lökomotor, gastrointestinal, kardiyopulmoner, ürogenital ve vasküler sistem tutulumlarının da görülebildiği multisistemik bir hastalık olduğu daha sonra ortaya konmuştur (2). Etyolojisi halen tam olarak aydınlatılamamış olan, akut alevlenme ve iyileşme dönemleri ile kronik seyir gösteren BH, günümüzde sistemik vaskülit olarak kabul edilmektedir (1). BH'nin sinonimleri: "Morbus Behçet", Behçet Sendromu, Behçet trisemptomu, İpek Yolu Hastalığı, Behçet-Adamantiades Hastalığı'dır (3).

2.2. EPİDEMİYOLOJİ

2.2.1 Prevalans:

BH prevalansı dünya genelinde ülkeler arasında belirgin değişiklik göstermektedir. BH; Japonya, Kore, Çin, İran ve Suudi Arabistan'da sık, batı ülkelerinde ise oldukça seyrek görülmektedir (**Tablo 1**). Türkiye; BH'nin en sık görüldüğü ülke konumundadır (4). Çalışmalar BH prevalansının ülkemizde 80-420/100.000 arasında olduğunu göstermektedir (4-7).

2.2.2. Irk ve Coğrafi Dağılım:

BH dünyada hemen tüm ırkları etkiliyor olmakla birlikte 30° ile 45° kuzey enlemleri arasında kalan ülkelerde prevalansın belirgin olarak yüksek bildirilmesi, BH'de genetik yatkınlığı akla getirmiştir. Ülkemizin de içinde yer aldığı tarif edilen coğrafi bölge tarihi İpek Yolu ile örtüştüğü için BH, 'İpek Yolu Hastalığı' adıyla da anılmaktadır (8). Bu bölgede yaşayan sağlıklı bireylerde insan lökosit antijeni (HLA)-B51 pozitifliğinin, diğer coğrafi bölgelerden daha yüksek olduğunun saptanması, aynı bölgede belirlenen yüksek BH prevelansına genetik açıklama getirmektedir (9).

Tablo 1: Dünya genelinde, çeşitli ülkelerde Behçet hastalığı prevelansı (10).

Prevalans	100.000'de
Avrupa-ABD	0.1-2
Japonya	13.5
İran	16.7
Suudi Arabistan	20
Türkiye	80-420

Benzer etnik kökene sahip, farklı enlem ve boylamlarda yerleşim gösteren popülasyonlarda, BH prevalansının farklı olduğu gösterilmiştir. Türk popülasyonları arasında BH açısından 18 kata ulaşan farklı değerde prevalanslar bildirilmiştir. Kuzeydoğu Anadolu Bölgesinde BH prevalansı 370/100.000 olarak belirlenirken, Almanya'da yaşayan Türkler arasında yapılan çalışmada BH prevalansı 21/100.000 olarak bildirilmiştir (11). BH görülme sıklığı, Japonya'da Hokkaido bölgesindeki Japonlarda, Hawai'deki Japonlara göre yaklaşık 30 kat fazladır (12). Doğu ile batı bölgeleri arasında saptanan bu farklar, hastalığın başlamasında ya da gelişiminde, çevresel bir faktörün veya faktörlerin önemli olabileceğine işaret etmektedir (11).

2.2.3. Yaş ve Cinsiyet:

En sık 20-40 yaşlarında görülen BH, çocukluk çağında nadiren ortaya çıkmaktadır (10). Dünya genelinde hastalığın erkeklerde daha sık görüldüğü ve daha şiddetli seyrettiği bilinmekteyse de yapılan son çalışmalarda hastalığın kadınlarda da erkeklere benzer sıklıkta görüldüğü bildirilmektedir (13). Türkiye'den bildirilmiş geniş bir seride erkek / kadın oranı 1.03 olarak belirlenmiştir (14).

2.3 ETYOPATOGENEZ

BH'nin etyopatogenezi tam açıklanamamıştır. Günümüzde geçerli olan hipotez; genetik yatkınlığı olan bireylerde, çevresel faktörlerin etkisi altında ortaya çıkan immünolojik değişikliklerin hastalığa neden olduğu yönündedir (15). Bu süreçte endotel hasarının oluştuğu ve BH'nin klinik bulgularının oluşumundan sorumlu olduğu ileri sürülmektedir. Patogenezde suçlanan başlıca faktörler; genetik infeksiyöz, immünolojik faktörler ile ED ve pıhtılaşma faktörleri olarak sıralanabilir (16-41).

2.3.1 Genetik Faktörler:

BH'ye özgün Mendelian genetik geçiş paterni tanımlanmamıştır (16). BH'nin patogenezinde rol oynadığı düşünülen birden fazla gen veya gen ailesi bildirilmiştir. BH etyopatogenezinde üzerinde en çok konuşulan genetik faktör HLA-B polimorfizmleridir. BH özellikle HLA-B51 (HLA-B5101, HLA-B5102, HLA-B5108, HLA-B109 haplotipleri) ile ilişkili görünmektedir (17). HLA-B51'in hastalığa yatkınlık mı oluşturduğu yoksa hastalığın şiddetine mi etkili olduğu konusu tartışmalıdır. İpek Yolu üzerindeki ülkelere ait çalışmalarda BH'de belirgin HLA-B51 pozitifliği saptanmış, ancak batı ülkelerinde bu ilişki saptanamamıştır (18). Majör doku uyumluluk kompleksi gen ailesine ait MIC-A 6 ve MIC-A 009 alelleri ile BH arasında etyolojik bağ olduğunu ileri süren çalışma sonuçları olmakla birlikte bu alellerin BH patogenezinde doğrudan sorumlu olmayıp HLA-B51 ile güçlü bağlantı dengesizliği ilişkisi gösterdiği ortaya konmuştur (19).

BH ile ilişkili olabileceği ileri sürülen diğer genler aşağıda özetlenmiştir: Ailesel Akdeniz Ateşi gen (MEFV) mutasyonu: Ailesel Akdeniz Ateşi ve BH olgularında sık karşılaşılmakta, mutasyonun BH'nin vasküler tutulumu ile ilişkili olduğu düşünülmektedir (20). Tümör nekroz faktörü (TNF); inflamasyonla seyreden hastalıklarda önemli rolü olan proinflamatuvar bir sitokindir. TNF-α düzeyleri BH'de kanda belirgin şekilde artmış olarak bildirilmiştir. Park ve ark. çalışmalarında TNF-α-1031C, -863A, -857C, ve -308G alellerinin BH ile yakından ilişkili olduğunu göstermişlerdir (21). İnterlökin-1 (IL-1); akut ve kronik inflamasyonda rol alan önemli bir sitokindir. IL-1 A-889C alleli ve IL-1 A-889/IL-1B+ 5887 haplotipi ile BH ilişkili bulunmuştur (22). İnterselüler adezyon molekülü (ICAM)-1 aktifleşmiş vasküler endotel yüzeyinden eksprese olan ve lökosit trafiğinde önemli rol oynayan bir mediatördür. Yapılan çalışmalarda ICAM-1 E469, ICAM-1 R241 alleli ile BH arasında ilişki olduğu ileri sürülmüştür (23). Faktör-V geni: Ülkemizde ve Suudi Arabistan'da yürütülen çalışmalarda BH'de faktör-V mutasyonunun yüksek olduğu bildirilmiştir (24-25). Ayrıca bu mutasyonun BH'ye bağlı trombotik göz bulgularıyla da ilişkili olduğu bildirilmiştir (26). Endotelyal nitrik oksit sentaz (eNOS) geni: NO vazodilatasyona neden olan, trombosit ve lökosit adezyonunu önleyen ve böylece trombozun önlenmesinde rol alarak homeostazı sağlayan bir mediatördür. BH'de serum NO düzeylerinin özellikle hastalığın aktif döneminde azaldığı saptanmıştır. Düşük NO düzeyleri BH'nin vaskülitik doğası ve tromboz eğilimi ile ilişkili gibi görünmektedir (27).

2.3.2. İnfeksiyöz Faktörler:

BH'nin etyolojisinde; hepatit virüsleri (A,B,C,E), sitomegalovirüs, Parvovirüs B19, streptokoklar, mikobakteriler, Borrelia burgdorferi, Saccharomyces crevisiae ve Helicobacter pylori'yi de içeren çok sayıda mikroorganizma suçlanmıştır. Ancak, bugün için sadece Herpes simpleks virüs (HSV) ile ilgili veriler olası bir etyolojik ilişkiyi düşündürmektedir. HSV-1'e karşı antikor bulunan BH olgularının lökositlerinde HSV-1 genomu gösterilmiş, HSV-1 antikorları BH'de kontrol grubundan yüksek bulunmuş ve dolaşımda HSV-1 antijenleri ile ilişkili immün kompleksler bildirilmiştir (28-29). HSV'nin, T hücre immün regülasyonu bozukluğuna neden olduğu düşünülmektedir (30). Belirli streptokok suşları (S. sangius, S. feacalis, S. pyogenes, S. salivarius) dışında diğer mikroorganizmalarla etyolojik bağlantı kurulamamıştır. Bu streptokoklara ait antijenler ile BH'de yapılan intradermal testte, 48.saatte şiddetli reaksiyon saptanması ve sonrasında oküler, mukokütanöz ve artritik semptomlarda artış gözlenmesi anlamlı bulunmuştur (30).

2.3.3. İmmünolojik Faktörler

2.3.3.1. Hücresel İmmünite:

BH'de; yardımcı T hücresi (Th)-1/Th-2 oranında değişiklik, Th1 tipinde sitokin salınımı olduğu gösterilmiştir. Paterji reaksiyonunun histopatolojik incelenmesinde T lenfosit ve makrofajlardan oluşan infiltrasyon saptanmıştır. Toplam T hücre sayısında azalma olmakla birlikte, dolaşımdaki T hücrelerinin CD25, insan lökosit antijeni (HLA)-DR (+) aktif T hücreleri olduğu belirlenmiştir. BH'de; hem dolaşımda hem de doku örneklerinde (oral aftlar, bronkoalveolar lavaj, serebrospinal sıvı) CD4+ ve CD8+ hücrelerinin büyük bir kısmının TCR gama-delta reseptörü taşıdığı gösterilmiştir (31)

2.3.3.2. Humoral İmmünite:

BH'de genellikle heterojen poliklonal immunoglobulin (Ig) artışı saptanmaktadır. Hastaların %44-60'ında Ig G-A-M tipi immün kompleksler bulunmakta, kompleman düzeyleri normal kalmaktadır. İmmün komplekslerin nötrofil hiperfonksiyonu yoluyla doku hasarı oluşturabileceği düşünülmektedir (32).

2.3.3.3. Otoimmün Mekanizmalar:

BH'de gözlenen arteriyel ve venöz trombozlarla nörolojik tutulumun anti-fosfolipid antikorları ile açıklanabileceği düşünülmüştür. Anti-kardiyolipin antikorların IgM izotipi akut enfeksiyonlarda, IgG izotipi trombotik olaylarla ilişkilidir. BH'de saptanan anti-kardiyolipin antikor IgM tipidir ve trombotik olaylarla korelasyon göstermemektedir (33). Anti-endotelyal hücre antikoru BH'de % 17-50 arasında pozitif bulunmuştur. BH'de tanımlanan diğer otoantikorların hedefleri: okside LDL, tropomiyozin, lenfositler ve Ig benzeri reseptörlerdir. BH'de seyrek olarak saptanan anti-nükleer antikor ve anti-düz kas antikor pozitifliğinin poliklonal B hücre aktivasyonu sonucu geliştiği düşünülmektedir (34).

2.3.3.4. Stres Proteinleri:

Stres veya ısı şok proteinleri (IŞP), mikroorganizmalarda ve hayvan dokularında bulunan immün reaktif proteinlerdir. Enfeksiyon, hipoksi, travma ve toksik ilaçlar gibi proteinlerin parçalanmasına neden olan durumlarda ortaya çıkan ve oksidatif artıkların temizlenmesinde rol oynayan IŞP'nin BH etyopatogenezindeki yeri iyi anlaşılamamıştır. Kabul edilen görüş, mikrobiyal ve insan IŞP arasındaki çapraz reaksiyonun, olası enfeksiyonla otoimmünite arasındaki bağlantıyı sağladığıdır. Bu görüş, BH'nin kronik tekrarlayıcı seyrini de açıklamaktadır (35). Hayvan deneylerinde, IŞP'nin cilt altına inokulasyonu ve oral yolla uygulanması sonrası üveite neden olduğu gösterilmiştir (36). IŞP-65, eritema nodozum ve mukokutanöz ülserlerde gösterilmiştir (37).

2.3.3.5. Nötrofil ve Monosit Fonksiyonları:

BH'de PMNL hücre fonksiyonlarında, enzimatik aktivitede (metiltransferaz, fosfolipaz A-2), kemotakside, fagositozda ve süperoksit salınımında normale göre artış saptanmıştır (38). Monosit aktivasyonu kronik inflamasyon ile sonuçlanan proinflamatuvar sitokinlerin üretimi ile açıklanabilir (39).

2.3.3.7. Sitokin ve Kemokinler:

Çalışma sonuçları, Th1 sitokinlerin BH'de rol oynadığını düşündürmektedir. BH'de dolaşımda IL-1-2-6-8 ve TNF-alfa gibi proinflamatuvar sitokinler artmıştır. IL-6 CD8+ hücrelere etki ederek hücre proliferasyonuna, poliklonal B hücre aktivasyonuna neden olmakta, nötrofil hiperfonksiyonuna yol açabilmektedir. IL-8 endotel hücrelerinden salgılanmakta olup hastalık aktivitesinin duyarlı bir göstergesi olduğu düşünülmektedir (40-41).

2.3.4. Endotel Disfonksiyonu (ED):

Tekrarlayan vaskülit ve tromboz BH'nin anahtar bulgularıdır. BH'de gözlenen tromboz inflamasyonlu damar duvarına yapışık tarzdadır ve pulmoner tromboemboli riski düşüktür. Azalmış prostasiklin düzeyleri ve okside-LDL'ye karşı gelişen otoantikorların ED'ye neden olduğu ileri sürülmüştür (42). BH etyopatogenezinde damar duvarındaki hasarın oluşumunda ilk sırada serbest oksijen radikalleri suçlanmıştır. Artmış oksidatif stresin göstergesi olarak süperoksitler, adenozin deaminaz, hidrojen peroksit düzeyleri de artmıştır. Antioksidatif fonksiyonlarda azalmanın göstergesi olarak da süperoksit dismutaz (SOD), glutatyon peroksidaz ve katalaz düzeyleri düşmüştür (33). Bununla birlikte BH'de plazma SOD düzeyleri yüksek olduğunu bildirenler vardır ve bu artışın doku hasarına cevap olarak oluştuğu düşünülmüştür. Endotoksinler ve IFN-gama gibi sitokin salınımlarına paralel olarak, BH'de NO'nun serum, eritrositler ve sinoviyal sıvıda arttığı gösterilmiştir. Aynı hasta grubunda brakiyal arter (BA) Doppler ultrasonografi ile saptanan ABG oranında düşme gösterilmiştir (27). ABG'nin eNOS'un fonksiyonunu yansıttığı bilinmektedir. BH'de NO'nun artmış düzeylerine paralel olarak kanda homosistein ve vasküler endotelyal büyüme faktörünün arttığı gösterilmiştir (43).

2.3.5. Pıhtılaşma Faktörleri:

Tromboza yatkınlık oluşturan; trombin-antitrombin-III kompleks, plazmin-antiplazmin kompleks, trombomodulin, protrombin düzeyleri BH'de yüksek bulunmuştur (44). Kardiolipine karşı otoantikor varlığı gösterilmiştir (45). BH'de Faktör-V Leiden ve protrombin gen mutasyonları artmış sıklıkta saptanmıştır (24-25). BH'de trombotik olaylarda etkili olduğu düşünülen fibrinojen, von Willebrand faktör, (vWF), vWF-antijen, ristosetin, faktör-VIII, faktör-IX, faktör-XI değerleri yüksek bulunmuştur. Antitrombin III ve protein S düzey değişikliklerine ait çelişkili veriler vardır (46).

2.4. KLİNİK BULGULAR

BH'de klinik bulgular tutulan sistemlere göre farklılık sergiler.

2.4.1. Oral Aftöz Ülserler:

Tekrarlayan oral aftöz ülserler, BH'nin olmazsa olmaz bulgusudur. Genellikle BH olgularının hemen tamamında, hastalığın ilk bulgusu olarak karşımıza çıkar ve diğer sistemik semptomlar ortaya çıkana kadar yıllarca tek bulgu olarak kalabilir (47). En sık dil, dudak, diş etleri, yanak mukozasında görülür. Nadiren sert damak, tonsiller ve pankreasta aftöz ülserasyonlar olabileceği bildirilmiştir (48). Oral ülserler, minör, majör ve herpetiform olarak 3 klinik formda görülür. En sık rastlanan (%90) klinik form minör ülserlerdir. Genellikle 2–10mm çaplı, zemini kirli gri renkte çevresinde eritemli, yuvarlak/oval şekilli, ağrılı yüzeysel ülserasyonlardır. Skatris bırakmadan 10–14 günde iyileşirler (49). Majör ülserler ise benzer morfolojide ancak daha büyük çaplı, daha ağrılı, daha uzun süren ve genellikle skar bırakarak iyileşen ülserlerdir. Herpetiform ülserler; birbiriyle birleşme eğilimi gösterebilen,

2-3mm çapında, sayıları 100'ü bulabilen ülserlerden oluşur. Majör ve herpetiform ülserler tekrarlayan aftların %20'sinden daha azını oluşturur (50). Oral aftöz ülserlerin Uluslararası Behçet Hastalığı Çalışma grubuna (UBHÇG)'ye göre, tanı kriteri olarak kabul edilmesi için, yılda en az 3 kez tekrarlamış olması şartı aranır.

2.4.2. Genital Ülserler:

Genital ülserler olguların %72-94'ünde görülür (10). Kadınlarda erkeklere oranla daha sık karşılaşılır (50). Genellikle bir papül veya papülopüstül şeklinde başlar, 24–48 saat içinde yaklaşık 10mm çaplı, zımbayla delinmiş görünümlü, yumuşak zeminli, ülser görünümü kazanır. Lezyonlar, 1-3 haftada skatris bırakarak iyileşir (51). Morfolojik olarak oral ülserlere benzer (10), ancak daha geniş ve derindir, seyrek tekrarlar ve zor iyileşir (47). Erkeklerde en sık skrotum, penis ve uyluk bölgesinde, kadınlarda ise sıklıkla majör ve minör labialarda yerleşir. Vajinal ve servikal lezyonlar nadirdir (10).

2.4.3. Deri Bulguları:

Behçet hastalarının %80'inde deri bulgularına rastlanır (10). Oral aftlar ve genital ülserler dışında kalan dermatolojik bulgular üç ana grupta toplanabilir;

1- Eritema nodozum benzeri lezyonlar (ENBL)

2- Papülopüstüler lezyonlar (akneiform lezyonlar)

3- Diğer deri lezyonları;

ENBL genellikle alt ekstremitelerde oluşur. Lokal ısı artışı gösteren ve ağrılı olan bu lezyonlar genellikle ülserleşmeden ve pigmentasyon bırakarak birkaç haftada iyileşir (10,52). Süperfisyel tromboflebit lezyonları ile ayrımları yapılmalıdır. Papülopüstüler lezyonlar; genellikle papül halinde başlayıp 24-48 saat içerisinde steril püstüllere dönüşürler. Yüz, göğüs bölgesi ve sırt gibi, akne vulgaris yerleşim bölgelerinde görülebilirse de, kollar ve bacaklarda görülmeleri tipiktir. Histopatolojik kesitlerde vaskülitin görülmesi tanıya katkı sağlar (53). Diğer deri lezyonları; ekstragenital deri ülserleri, Sweet sendromu benzeri lezyonlar, piyoderma gangrenozum benzeri lezyonlar, eritema multiforme benzeri lezyonlar, fronkül, apse, piyoderma, impetigo, selülit ve purpuralardır (47).

2.4.4. Paterji Reaksiyonu:

Paterji reaksiyonu ilk kez 1937 yılında Blobner tarafından tanımlanmış olup günümüzde UBHÇG tanı kriterleri arasında kullanılmaktadır (54). Doku travmasına karşı oluşan hiperreaktiviteyi gösterir. Ancak paterji reaksiyonu piyoderma gangrenozum, inflamatuvar barsak hastalıkları (İBH) gibi başka hastalıklarda da saptanabildiğinden patognomonik değildir. Paterji reaksiyonu, sadece deri ile sınırlı değildir; göz cerrahisinden sonra üveit ataklarının ortaya çıkması, arteryel kanül takılmasından sonra anevrizma oluşumu ve artrosentez sonrasında sinovit gelişimi de paterji reaksiyonu olarak kabul edilir. Genellikle hastalığın aktif döneminde pozitif, gerileme döneminde ise negatif veya hafif pozitif olması paterji testine prognostik bir önem de kazandırmaktadır (47).

Paterji testinin klasik uygulama biçimi, 20 Gauge'lik bir iğnenin, ön kol fleksör derisine, 45 derecelik açı ile pikür yapılarak uygulanması şeklindedir. En az 2 ayrı noktaya uygulanması önerilmektedir. Reaksiyon oluşabilmesi için iğnenin dermise kadar girmesi gerekmektedir. İlk 24 saat içinde belirginleşip, 48 saatte en üst düzeye ulaşan reaksiyon önce eritemli bir halka ile çevrili 1-2mm çapında bir papül, ardından çoğu kez 1-5mm çapında steril bir püstül sergiler (10). Uygulama alanında 48 saat sonra ortaya çıkan papül veya püstül pozitif cevap olarak, endurasyon olmadan görülebilen eritem ise negatif cevap olarak kabul edilir (47).

2.4.5. Göz Tutulumu:

Oküler tutulum BH'de morbiditenin temel sebeplerinden birisidir. Erkeklerde ve gençlerde göz tutulumu daha sık görülür ve ağır seyreder (55). Genelde hastalığın ilk yıllarında ortaya çıkar, ilk 5 yıl sonrası göz tutulumu çok nadirdir (56). En sık ön ve arka üveit gelişimi olmakla birlikte tüm göz tabakalarında tutulum sergileyebilir, sklerit, episklerit, keratit, glokom, vitröz hemoraji, optik nörit, retinal ven oklüzyonu ve retinal neovaskülarizasyon şeklinde görülebilir (57).

2.4.6. Kardiyovasküler Tutulum:

BH, her boyda arter ve/veya veni etkileyen sistemik bir vaskülittir. BH vaskülitinin özgün histopatolojik bulgusu yoktur. Nekrotizan vaskülitten lenfositik vaskülite kadar değişen yelpazede çeşitlilik görülebilir (58). Hastalığın başlamasıyla damar tutulumunun ortaya çıkması arasında geçen süre ortalama 10 yıl olarak bildirilmiştir (58). Erkeklerde kardiyovasküler tutulum görülme sıklığı kadınlardan 3-5 kat daha fazladır (59).

Arteriyel tutulum venöz tutuluma göre daha seyrek görülmesine karşın, neden olduğu mortalite ve morbidite daha ön plandadır. Arteryel tutulumda, küçük damar tutulumu patolojik belirti ve bulguların çoğundan sorumludur. Hastaların %7-49'unda ise büyük damar tutulumu şeklinde aşikar bir bulgu olarak ortaya çıkar (60). BH'de arteriyel tutulum; venöz tromboz varlığı ile ilişkili olup, arterlerde tıkanıklık ve anevrizma oluşumuna yol açabilir (60). Arter tutulumu trombozdan çok anevrizma oluşumuna yol açar. Abdominal aorta, karotis, subklavyen, femoral, serebral, popliteal hatta koroner arter tutulumu görülebilir (58). Renovasküler hipertansiyon, nabızsızlık, serebrovasküler hastalık, ekstremite iskemisi, femur başı aseptik nekrozu gibi klinik tablolar gelişebilir (60). Anevrizmalar en sık aortada, takiben pulmoner arterde gelişir ve en önemli mortalite nedenlerindendir (58).

Venöz tutulum daha çok alt ekstremitede süperfisiyal trombofilebit veya derin ven trombozu (DVT) şeklinde görülür (58). Geniş serilerde yüzeysel trombofilebitin hastaların yaklaşık yarısında görüldüğü ve DVT'nin habercisi olabileceği belirtilmektedir (61). Yüzeysel tromboflebit gelişen hastalar, diğer büyük damar tıkanıklarına eğilim ve buna bağlı anevrizma gelişimi açısından risk grubundaki hastalardır (61). BH'de gelişebilen üst ve alt vena kava, hepatik ve kranial ven trombozları, klinikte vena kava süperior sendromu, vena kava inferior sendromu, Budd-Chiari Sendromu ve dural ven trombozuna bağlı kafa içi basınç artışı sendromu olarak karşımıza çıkabilir (58).

Kardiyak tutulum nadir olmakla birlikte perikardit, endokardit, miyokardit, pankardit, kapak lezyonları, koroner vaskülit ve buna bağlı miyokard infarktüsü, ventriküler anevrizma, dilate kardiyomiyopati olguları bildirilmiştir (62). Semptomatik olmayan hastalarda sessiz miyokard iskemisi ve sol ventrikül fonksiyonlarında bozulma bulunduğunu gösteren yayınlar vardır (62).

2.4.7. Gastrointestinal Sistem Tutulumu:

Ülkemizde çeşitli serilerde BH'de gastrointestinal tutulum %1 civarında bildirilmiştir (14). Gastrointestinal tutulum en sık ileoçekal bölgede yerleşir. Klinik olarak iştahsızlık, kolik tarzda karın ağrısı, kanlı diyare atakları, bulantı, kusma, disfaji, şişkinlik hissi gibi yakınmalara neden olur ve perforasyon riski nedeniyle kötü prognostik bir faktör olarak değerlendirilir (63).

2.4.7. Eklem Tutulumu:

Eklem tutulumu, BH'de %50-60 oranında özellikle alt ekstremitede oligo-monoartrit şeklinde görülür. Artrit birkaç haftada kendiliğinden geçer ve deformite bırakmaz. Nadiren uzamış artrit ataklarına bağlı olarak erozyonlar görülebilir. En sık diz eklemi, takiben ayak bileği, el bileği ve dirsekler gibi büyük eklemler tutulur. Küçük eklemlerin tutulumu nadirdir. Eklem ponksiyonu ile elde edilen sıvı genellikle inflamatuvar özelliktedir ve müsin pıhtı testi pozitiftir. Sinoviyum histolojisi nonspesifiktir (64).

2.4.8. Nörolojik Tutulum:

BH'de nörolojik tutulum erkeklerde daha sık (kadın erkek oranı: 1/4) görülmektedir (65). Nörolojik bulgular parankimal ve parankim dışı bulgular olarak iki grupta incelenir. En sık parankimal tutulum gelişir (%80) ve sıklıkla beyin sapı, bazal ganglionlar, beyin hemisferleri ve spinal kord tutulumu ile seyreder. Parankimal tutulumda prognoz belirgin olarak kötüdür. Dural sinüs trombozu, aseptik menenjit ve arteryel vaskülitle seyreden parankim dışı tutulum ise nispeten daha iyi prognozludur (66).

2.4.9. Diğer Organ Tutulumları:

Diğer vaskülitlerin tersine BH'de renal tutulum nadirdir. BH'de ürogenital sistemle ilgili olarak glomerülonefrit, amiloidoz, renovasküler tutulum, intertisyel nefrit, epididimit ve ilaç yan etkileri görülebilir .

Erkeklerde, çoklu organ tutulumu olanlarda ve uzun süreli hastalığı olanlarda renal tutulum daha sık görülmektedir (47).

2.5. LABORATUVAR BULGULARI:

BH tanısında özgün bir laboratuvar bulgusu yoktur. Tanı klinik bulgulara dayanmaktadır. Özellikle hastalığın aktivasyon dönemlerinde, ESR, CRP ve diğer akut faz reaktanlarında artış gözlenebilir, kronik hastalık anemisi sıktır (67). BH'ye özgü bir otoantikor mevcut değildir. Düşük özgüllük ve duyarlılık nedeniyle HLA tiplemesi genellikle tanısal olarak kullanılmaz. Ancak tanıda ortada kalınmış bazı olgularda HLA-B51 pozitifliği BH tanısı lehinedir. BH tanısı almış kişilerde HLA-B51 pozitifliğinin prognostik açıdan önemi olabilir. HLA B51 pozitif olguların üveit, vasküler tutulum ve tromboz gibi daha ağır hastalık ile birliktelik gösterdiği de iddia edilmiştir (9).

2.6. TANI

Behçet hastalığının tanısında bugüne kadar çok çeşitli klinik tanı kriterleri tanımlanmıştır (68). 1990 yılında oluşturulmuş olan UBHÇG tarafından hazırlanan BH tanı kriterleri BH tanısı koymak için tekrarlayıcı oral ülserlerin mutlak varlığı yanında tanımlanan diğer klinik kriterlerden en az ikisinin bulunması gerekmektedir (68). (**Tablo 2**) Oral aft ile birlikte diğer bulgulardan birinin varlığında inkomplet BH tanısı konulur. Behçet hastalarının %3 kadarında oral aftların görülmemesi nedeniyle, tanı koymak için oral aft varlığının mutlak şart olmaması gerektiğini düşünen yazarlar da vardır (69). Bununla birlikte günümüzde UBHÇG tanı kriterleri en geçerli ve en yaygın kullanılan klinik kriterlerdir.

Tablo 2. Behçet Hastalığı Uluslararası Çalışma Grubu Tanı Kriterleri (68).

Mutlak kriter olarak karşılanmalıdır	
Tekrarlayan oral aft	Bir yıl içerisinde en az üç defa tekrarlayan ve hekim tarafından tespit edilen minör, majör aftöz veya herpetiform lezyonlar
Aşağıdaki kriterlerde en az ikisi ek olarak karşılanmalıdır	
Tekrarlayan genital ülser	Hekim ya da hasta tarafından gözlenen aftöz ülser ya da skar
Göz lezyonları	Anterior üveit, posterior üveit, yarık lamba ile vitreusta hücre ya da retinal vaskülit
Cilt lezyonları	Hekim ya da hasta tarafından gözlenen eritema nodosum, psödofollikülit ya da papülopüstüler lezyonlar
Paterji pozitifliği	Hekim tarafından 24-48 saatte değerlendirilen testin pozitifliği

2.7. AYIRICI TANI

BH'nin ayırıcı tanısında özellikle kompleks aftozis, HSV enfeksiyonu, İBH (Crohn hastalığı, ülseratif kolit), Reaktif Artrit Sendromu, eritema multiforme, liken planus, otoimmün büllöz hastalıklar (pemfigus vulgaris, müköz membran pemfigoidi, lineer immünglobülin A büllöz dermatozu), HIV enfeksiyonu, siklik nötropeni, vitamin eksiklikleri ve gluten enteropatilerinin dışlanması gerekir. Behçet hastalığı ile İBH'nin kolon dışı bulguları, iritis, eritema nodozum ve eroziv olmayan artropati örtüşmektedir (70).

2.8. KLİNİK SEYİR VE PROGNOZ

BH, alevlenme ve remisyon ile seyreden kronik seyirli bir hastalıktır. Klinik seyri oldukça değişkendir. Alevlenmelerin sıklığı ve şiddeti yaşın ilerlemesiyle genellikle azalır (56). Erkek cinsiyet ve erken başlangıç yaşı kötü prognoz göstergesi olup hastalık mortalitesinin, 14-24 yaş grubundaki BH'li erkeklerde genel popülasyona göre 10 kat, 25-34 yaş grubunda ise 3 kat arttığı gösterilmiştir. Göz, santral sinir sistemi ve vasküler tutulum BH'de prognozu belirleyen organ tutulumlarıdır.

Vasküler tutulumu çoğunlukla alt ekstremitelerde venöz tromboz şeklinde, hastalığın başlangıcında ortaya çıkar. Bu hastalarda başlangıçtan 5-7 sene sonra vena kava trombozu ile aort, pulmoner ya da periferik arterlerde anevrizma ortaya çıkması beklenir (58). HLA-B51'in BH'ye yatkınlığı ya da şiddetli tutulumu gösteren bir belirteç olup olmadığı halen tartışmalıdır (29).

2.9. TEDAVİ

BH'nin tedavisinde primer amaç; semptomları kontrol etmek, inflamasyonu baskılamak ve organ hasarını önlemektir. Tedavi, klinik prezentasyona, yani tutulan organlara ve tutulum şiddetine göre belirlenmelidir. Çoğu zaman kombinasyon tedavisi tercih edilir. Hayatı tehdit edici santral sinir sistemi ve büyük damar tutulumu olan olgularda konvansiyonel tedaviler ile her zaman yüz güldürücü sonuçlar alınamamaktadır (71). BH'de yaş ve cinsiyet önemli prognostik faktörler olduğundan, tedavinin belirlenmesinde tutulan organlar kadar, hastaların yaşı ve cinsiyeti de önemlidir. Genç, erkek hastalarda, özellikle de ciddi organ tutulumu varlığında agresif tedavi gereklidir. Genital ülserler, eritema nodozum ve artritin tedavisinde kolşisinden yarar görülür iken, ağır mukokütanöz ve eklem bulgularının varlığında azatiyoprin kullanılabilir. Tedaviye yanıt alınamayan olgularda ise talidomid ve interferon kullanılabilmektedir (72-73). Göz tutulumu, sadece hafif panüveit şeklinde olduğunda tek başına yerel kortikosteroidler yeterli olmakta iken, akut optik nörit, maküler ödem ve retinal vaskülit ataklarında yerel ve sistemik steroidler kullanılabilmektedir. Ancak göz tutulumunun uzun sürmesi halinde azatiyoprin ve siklosporin gibi immünsüpresif ajanlar gerekmektedir (71). Bu ajanlarla hastalık yeterince kontrol edilemediğinde interferon tedavisi uygulanabilir. TNF antagonistleri ile de iyi sonuçlar alındığı bildirilmiştir (74). Tromboflebitli hastaların tedavisinde immünsüpresif ajanlar ve aspirin faydalıdır, genellikle antikoagülan tedavi gerekmez. Pulmoner arter anevrizması olan BH olgularında sıklıkla uygulanan tedavi pulse metilprednizolon ve ardından aylık pulse siklofosfamid ve oral prednizolon tedavisidir. Nörolojik tutulumun tedavisinde günlük 1 gr metilprednizolon ile 5-7 kez pulse steroid uygulamasının ardından oral steroidlerle idame tedavisi ve azatiyoprin veya siklofosfamid gibi immünsüpresif ajanlar kullanılır (75). Bu tedavi yaklaşımları genellikle tercih edilmekteyse de, tedavi protokolleri klinikler arasında değişkenlik göstermektedir. Kanıta dayalı kontrollü çalışmaların azlığı nedeniyle üzerinde uzlaşma sağlanmış bir tedavi protokolü henüz oluşturulamamıştır.

2.10. NORMAL ENDOTELİN FONKSİYONLARI

Kan damarları ve bileşenleri, hemostaz, tromboz ve inflamasyonun kontrolü için kritik öneme sahiptir. Endotel kan akımı ile çevre dokular arasındaki metabolik alışverişi düzenleyen dinamik bir organdır. Özel uyarılara cevap olarak hemostazın bütün basamaklarında rol oynayan pıhtılaşmayı düzenleyici molekülleri salgılama yeteneğindedir. Üç temel fonksiyonu vardır;

1-Bariyer görevi; lipofilik ve düşük molekül ağırlıklı hidrofilik maddeler geçişleri engellenmeden kan ve dokular arasında hareket edebilirler. Fakat endotel makromoleküller için seçici geçirgendir (76).

2-Pıhtılaşmayı önleyici yüzey görevi; normal endotel, trombosit agregasyon inhibisyonu, koagülasyonun aktivasyonunun inhibisyonu ve fibrinoliz fonksiyonları ile pıhtılaşmayı önleyici bir yüzey oluşturur (77). Buna karşıt olarak, hasara uğradığında veya inflamatuvar durumlarda endotel prokoagülan fonksiyon görür.

3-Vasküler tonusun kontrolü; temel olarak endotel tarafından üretilen vazodilatatörler (NO, prostoglandin I2 (PGI2) ve endotel kaynaklı hiperpolarize faktör ve vasokonstrüktörler (endotelin-1 (ET-1) ve süperoksid) arasındaki denge ile düzenlenir. NO ve PGI2 ayrıca trombosit agregasyonunu önler (78).

2.11. ENDOTEL DİSFONKSİYONU (ED)

ED geniş kapsamlı bir terim olup; endotelyal aktivasyonu ile birlikte birçok proinflamatuvar ve prokoagülan değişiklikleri kapsar. Bu değişikliklerin başında NO üretiminde bozulma ve/veya ET-1, anjiyotensin ve oksidanlar gibi vasküler gevşeme ve kasılma faktörlerindeki dengesizlik yer alır.

ED, aterosklerosiste belirgindir. Son yıllarda gerçekleştirilen çalışmalar aterosklerozisin, ED ve inflamasyon sonucu gelişen dinamik ve progresif bir hastalık olduğu gösterilmiştir (79). (**Şekil 1**) ED ateroskleroz dışında diyabet, preeklampsi, hipertansiyon, üremi ve diğer hastalıklarda da tanımlanmıştır (80). Aterosklerozis ile koroner arterlerde endotel bağımlı vazodilatasyon bozulur ve paradoksal vazokonstriksiyon, miyokard perfüzyonunda azalma gelişir. Vazomotor disfonksiyon olarak ifade edilen ED, aterosklerozisin yapısal değişikliklerinden önce oluşur ve bağımsız bir risk faktörü olarak gelecekteki kardiyovasküler olayları öngörmeye yardım edebilir (80). ED ve inflamasyonun, ateroskleroz ve komplikasyonlarının temeli olduğu anlaşılmıştır. Kardiyovasküler hastalıklar yönünden riskin belirlenmesinde klinisyene yardımcı NO, ADMA, CRP, homosistein gibi ED göstergesi olan yeni belirleyiciler kullanılmaktadır (79).

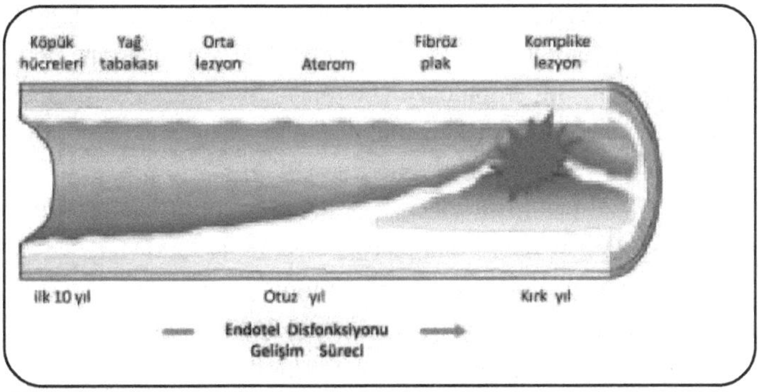

Şekil 1. Endotel disfonksiyonu **(81)**

2.12. ENDOTEL FONKSİYONUNUN DOLAŞIMDAKİ BELİRTEÇLERİ

2.12.1. Nitrik Oksit (NO):

NO; L-argininden NO sentezleyen enzimler aracılığıyla (NOS) sentezlenen, endotelden salınan, vasküler düz kas tonusunu azaltarak vazodilatasyona yol açan bir moleküldür (82). Üç farklı NOS isoformu tanımlanmıştır; indüklenebilir: i-NOS, nörojenik: n-NOS, endotelyal: e-NOS. NO'nun başlıca fonksiyonları şunlardır; trombositlerin agregasyonunu, adezyonunu ve aktivasyonunun baskılanması, pıhtı oluşumunun erken fazının düzenlenmesi, vasküler ve vasküler olmayan düz kasların gevşemesi, sistemik kan basıncının ve kan akışının düzenlenmesi, peroksit radikalini yakalayarak güçlü lipit peroksidasyon inhibisyonu, lökositlerin endotel hücrelerine adezyonu ve migrasyonunun önlenmesi, lenfosit aktivasyonunun baskılanması ve kronik-akut inflamatuvar reaksiyonların düzenlenmesi (82). NO düzeyinin artması ya da azalması halinde endotelyal fonksiyon bozulmaktadır.

2.12.2. Asimetrik Dimetilarjinin (ADMA):

ADMA metil grupları eklenmiş bir arjinin analoğu olup, plazmada dolaşan, hücre ve dokularda bulunan, doğal bir aminoasittir. İnsan endotelyal hücreleri tarafından sentezlenir ve metabolize edilir. Bilinen en önemli özelliği; NOS'un endojen bir inhibitörü olmasıdır (83). Çalışmalar, ADMA'nın ED ve kardiyovasküler hastalıklarda bir risk belirteci olduğunu ve çeşitli hastalıklarla (hipertansiyon, diyabet, hiperlipidemi, hiperhomosisteinemi, koroner arter hastalığı, kalp ve böbrek yetmezliği.) ilişkisi olabileceğini göstermektedir (84-86) (**Şekil 2**). ADMA düzeyindeki artışın, ED'nin derecesi ile korelasyon gösterdiği bildirilmiştir (87). Metillenen arjininlerin üç tipi mevcuttur. Bunlar; ADMA, NG-monometil-L-arjinin (L-NMMA) ve ADMA'nın inaktif sterioizomeri simetrik dimetil arjinin (SDMA) oluşturulur. ADMA, arjinin metiltransferaz tip 1 (PRMT–1) enzimiyle oluşur. Bazal şartlarda günde 300 μmol ADMA üretimi olmaktadır. Günde 250 μmol dimetilarjinin dimetilaminohidrolaz (DDAH) enzimiyle metabolize olur. Geri kalan miktar böbreklerden atılır (88) (**Şekil 3**).

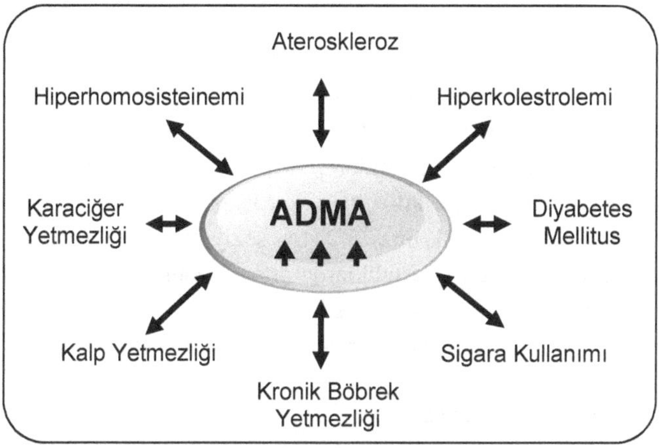

Şekil 2. Asimetrik dimetil arjinin ve sistemik hastalıklar/durumlarla ilişkisi (84-86).

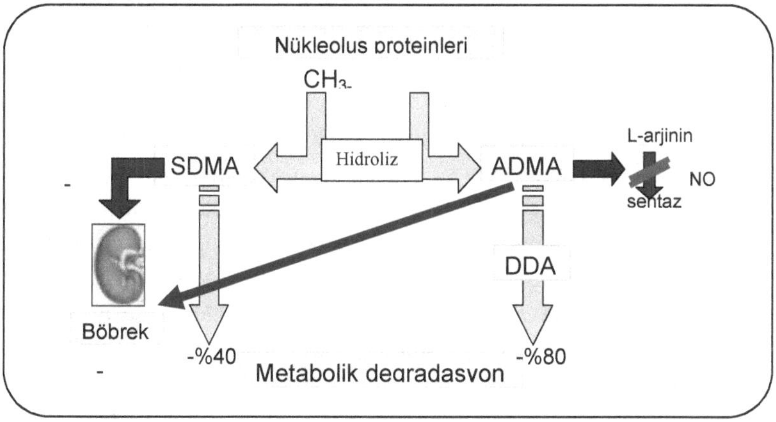

SDMA: Simetrik dimetil arjinin **DDAH:** Dimetilaminohidrolaz
ADMA: Asimetrik dimetil arjinin
PRMT–1: Arjinin metiltransferaz tip 1 **NO Sentaz:** Nitrik oksit sentaz

Şekil 3. Asimetrik dimetil arjinin metabolizması (88).

ADMA düzeyinin artmasının önemli bir nedeni DDAH fonksiyon yetersizliğidir (84). Doku kültüründe ve hayvan deneylerinde egzojen ADMA verilmesi NO oluşumunu inhibe eder. Ön kolda intraarteryel ADMA infüzyonu, endotel bağımlı vazodilatasyonu inhibe eder. İnsanlarda ADMA infüzyonu, kardiyak atımı azaltıp, sistemik vasküler direnci arttırır. Plazma ADMA seviyeleri, ED ve/veya azalmış NO üretimi ile ilişkili hastalıklarda artar. Endotel fonksiyonunda en önemli yolak, NOS aracılığı ile üretilen NO varlığı olarak düşünüldüğünde, bu yolak üzerinde en etkin molekül ADMA'dır (89).

2.12.2. ADMA ve NO Arasındaki İlişki:

NO sentezini gerçekleştiren NOS, endojen metilarjininler tarafından inhibe edilir. ADMA, bu endojen NOS inhibitörlerinin en önemlisi olarak görünmektedir. Günümüzde NOS inhibisyonu ile azalan NO düzeylerinin ED'ye yol açarak, aterosklerotik vasküler hastalık sürecinde merkezi bir rol oynadığı kabul edilmektedir. ED, NO'nun lokal olarak düşüklüğü ile ilişkilidir ve NO üretiminde azalma veya süperoksit anyonlarının aşırı üretimi sonucu ortaya çıkabilmektedir. L-arjinin-NO yolağındaki yetersizlik, ateroskleroz ile ilişkili kardiyovasküler komplikasyonların bağımsız olarak ortaya çıktığını gösterebilir (90). ED; NO'nun lokal olarak azlığına eşlik etmekle birlikte, endotelde NO üretiminin azalmasıyla veya süperoksit anyonlarının aşırı üretimiyle de alakalı olabilmektedir. NO lokal bir vazodilatördür ve trombosit adezyonunu, agregasyonunu, düz kas hücre çoğalmasını ve endotel ile lökosit etkileşimlerini inhibe eder. Bununla birlikte, ADMA aracılığıyla baskılanmış veya azalmış NO aktivitesi aterogenezin başlamasına ve/veya ilerlemesine katkıda bulunabilmektedir (84). Yapılan çalışmalarda, ADMA seviyeleri gelişebilecek olan kardiyovasküler olaylar ve mortalitenin habercisi olarak görülmektedir (85).

2.12.3. C-Reaktif Protein (CRP):

CRP, 118000 Da ağırlığında olup santral bir por etrafında birbirine kovalen bağlarla bağlı simetrik beş ünitenin birleşmesinden oluşan pentraksin ailesinin bir üyesidir (91). Glikolize olmayan protein yapısında olup genetik olarak 1.kromozom tarafından kodlanır. CRP'nin başlıca sentez yerleri; karaciğer, böbrek, nöronlar ve alveoler makrofajdır. Ayrıca aterosklerotik lezyonda, düz kas hücresi ve makrofajlardada yapılan çalışmalarda üretildiği gösterilmiştir (92). Adipoz dokuda TNF-α, IL-6 aracılığıyla CRP üretiminin gerçekleştiği gösterilmiştir. Sistemik inflamasyon ile aterotrombozun başlangıcında ve progresyonunda temel rol almaktadır (93). İnflamasyon belirteçleri içinde en kullanışlı olanı hs-CRP olarak bilinmektedir. Daha hassas kitlerin üretilmesi ile CRP düzeyleri düşük seviyelerde bile ölçülebilir hale gelmiştir. Bu durum kardiyovasküler hastalık riskinin belirlenmesi gibi yeni kullanım alanlarını gündeme getirmiştir. hs-CRP'nin sağlıklı kadın ve erkeklerde ileride gelişebilecek koroner kalp hastalığının bir göstergesi olduğu bildirilmiştir. hs-CRP 0.1 mg/L altı değerleri saptayabilen hassasiyette, kolay ve tekrarlanabilen bir yöntemdir (94) CRP yapımında en önemli etken IL-6 olup, karaciğerden sentezini artırır. Bunun dışında TNF-α ve IL-1 de etkilidir. CRP'nin miyokard infarktüsü, koroner arter hastalığına bağlı ölümler, serebrovasküler olay, periferik arter hastalığı ve ani ölüm olaylarını öngördüğü gösterilmiştir (94). CRP'nin yarı ömrü ortalama 18-20 saat olup, bu süreyi hastalık durumu, açlık ya da tokluk durumları etkilemez.

2.12.3.1: CRP ve Endotel Hücresi: Endotel hücrelerinde; CRP'ye bağlı olarak, NOS enziminde mRNA ve protein düzeyinde azalma gösterilmiştir. CRP ile, NOS'un inhibisyonu ve buna bağlı NO salınımının azalması ile anjiyogenez gibi NO bağımlı süreçler bloke olmaktadır. Bununla birlikte endotel hücrelerinde apopitozis kolaylaşmakta ve proinflamatuar, proaterojenik süreç oluşmaktadır (95). Endotel hücresinde diğer önemli bir mediatör ise PGI2'dir. PGI2 trombosit agregasyonunu ve düz kas hücrelerinin proliferasyonunu inhibe eder ve vasodilatatör etkide bulunmaktadır. Endotel hücresinde CRP'ye bağlı olarak PGI2 ve PGF1-α salınımında azalma gösterilmiştir. Aynı zamanda eNOS inhibisyonu sonucunda süperoksit anyon salınımında artma, PGI2 sentaz aktivitesinde azalma olmaktadır (91). Plazminojen aktivatör inhibitör-1 (PAI-1) ise bozulmuş fibrinoliz ve aterotrombozdan sorumludur. İnsan aterosklerotik arterinde, ateroskleroz derecesi ile PAI-1 gen ekspresyonu arasında pozitif ilişki bulunmuştur.

CRP ise PAI-1'i mRNA, antijen ve aktivite düzeylerinde endotel hücrelerinde artırmaktadır (91). CRP'nin bir başka etkisi de, endoteldeki ET-1 düzeyini artırmasıdır (96). ET-1; potent bir vazokonstriktör olup, adezyon molekülleri ve monosit kemoatraktan protein-1 düzeyini artırır. IL-8 ise önemli bir kemokin olup, monositlerin endotele bağlanmasında güçlü bir etkendir. Aynı zamanda anjiyogenik faktörü ve doku düzeyinde metalloproteinaz inhibitörleri (MMPİ)'ni inhibe eder. IL-8'in etkisi bloke edildiğinde makrofajların intimal akümülasyonunda ve aterosklerotik lezyonda azalma saptanmıştır. CRP ise endotel hücrelerinde IL-8 ekspresyonunu artırmaktadır (91). CRP'nin potansiyel etkileri **Tablo 3**'de özetlenmiştir.

Tablo 3. C-reaktif proteinin potansiyel etkileri

MONOSİT-MAKROFAJ	ENDOTEL HÜCRESİ	DÜZ KAS HÜCRESİ
↑ IL-1, IL-6, TNF-ά Kemotaksi Doku faktörü Okside LDL geri-alımı MMP-1	↓ e-NOS Prostosiklin ↑ PAI-I ET-I Adezyon	↑ AT1 reseptörü NFKb MAP kinaz iNOS ICAM, VCAM, E-selektin

IL: İnterlökin **TNF:** Tümör nekrozis faktör **e-NOS:** endotelyal nitrik oksit sentaz
iNOS: indüklenebilir nitrik oksit sentaz **LDL:** Düşük dansiteli lipoprotein **ET-1:** Endotelin 1 **ICAM:** İnterselüler adezyon molekülü
VCAM: Vasküler hücre adezyon molekülü
MMP 1: Metalloproteinaz1 **PAI-1:** Plazminojen aktivatör inhibitör-1
MAP: Mitojen aktivatör protein **NFKb**: Nükleer faktör kappa b

2.12.4. Homosistein

Homosistein; diyetteki metiyoninin demetilasyonu sonucunda oluşan sülfidril grubu içeren bir aminoasit olup, transsülfürasyon ve transmetilasyon yolakları ile metabolize edilir. Homosistein metabolizmasında vitamin B6, B12 ve folat substrat veya ko-faktör olarak rol oynar. Bunların eksiklikleri hiperhomosisteinemi ile sonuçlanabilmektedir (97). Artmış homosistein düzeyi miyokard infarktüsü ve serebrovasküler olay ile ilişkili bulunmuştur (98). Genel popülasyonda sıklıkla diyetle folik asit alımının az olmasıyla ilişkili olarak hafif-orta derecede homosistein yüksekliği görülmektedir. Bunun dışında hipotiroidizm, böbrek yetmezliği, karbamazepin, metotreksat gibi folat antagonisti ilaçların kullanımı hiperhomosisteineminin olası nedenleridir (97).

Homosisteinin tetiklediği vasküler problemler multifaktöryeldir. Hiperhomosisteineminin oksidatif stresi artırarak ve direkt endotel hücre hasarı yaparak ED yaptığı bilinmektedir (98). Homosisteinin aynı zamanda koagülasyon faktör düzeylerini etkileyerek trombosit agregasyonu ile kan pıhtı formasyonunu hızlandırdığı bilinmektedir. Güncel çalışmalar homosisteinin; böbrek yetmezliği, koroner arter hastalığı, periferik arteriyel hastalık, diyabet, sistemik lupus eritematozus ve venöz tromboembolizm gibi hastalıklarda artmış kardiyovasküler mortalitenin iyi bir göstergesi olduğuna işaret etmektedir. Hiperhomosisteinemi ED'nin aterosklerozun öncüsüdür ve koroner arter hastalığı için risk faktörüdür. Aterosklerotik etkinin mekanizması olarak; LDL oksidasyonunda hızlanma, NO ve endotel kökenli gevşeme faktöründe azalma, ADMA düzeylerinde artış, kollagen sentezi ve vasküler düz kas hücrelerinde proliferasyonda artış ile protrombojenik etki suçlanmaktadır (98-101).

2.12.5 Endotel Fonksiyonunu Değerlendirmede Akım Bağımlı Genişleme (ABG)

Kan damarlarının fiziksel ve kimyasal uyarılara yanıt verme kapasitesi lokal değişikliklere yanıt olarak kan akımını ve dağılımını düzenlemek için tonusunu kendisinin düzenlemesine olanak sağlar. Çoğu kan damarları akım artışına, daha doğrusu kayma gerilimine genişleyerek yanıt verir. Bu olgu akıma bağlı genişleme (ABG) olarak tanımlanır. Akıma bağlı genişlemenin esas aracısı endotelden salınan NO'dur.

ABG, Celermajer ve ark. tarafından ilk olarak 1992'de femoral ve BA'da akıma bağlı damar genişlemesini değerlendirmek için tanımlanmış bir yöntemdir (102). Koroner aterosklerozun yaygınlığı ve ciddiyeti ile korelasyon göstermektedir (102). BA'yı uzunlamasına görüntüleri alınır. Bu yöntemin en büyük avantajları invaziv olmayışı ve güvenilirliğidir. Testin dezavantajları ise uygulama güçlüğü ve test süresinin nispeten uzun sürmesidir.

Brakial arterde ABG ölçümüne geniş bir ilgi vardır. Araştırmacılar endotel fonksiyonlarının risk yükünün ve genetik yatkınlığın belirlenmesine entegre edilebileceğini ve endotel disfonksiyonunun preklinik kardiyovasküler hastalığın belirteci olabileceğini öne sürmüştür. Risk modifikasyonu ve kardiyovasküler riskleri azalttığı bilinen ilaçların brakial arter reaktivitesini olumlu etkilediği bilinmektedir (102). Yakın zamanda ABG ile gösterilen ED'nin karotis intima media kalınlığında artışı tahmin ettiren bir belirteç olduğu gösterilmiştir. ABG ile aterosklerotik sürecin durumu yanı sıra aterosklerotik substratın evrimi hakkında da fikir edinilebileceği yorumu yapılmıştır (103).

3. HASTALAR, GEREÇ VE YÖNTEM

3.1. Çalışma Grubunun Seçimi:

Bu çalışma etik kurul onayı alınmasını takiben Eylül 2008–Temmuz 2009 tarihleri arasında Kırıkkale Üniversitesi Tıp Fakültesi Dermatoloji A.D polikliniğinde yürütülmüştür. Çalışma grubuna; UBHÇG tanı kriterlerine göre BH tanısı konulan 40 hasta ile kontrol grubu olarak, yaş ve cinsiyet açısından hasta grubu ile uyumlu, herhangi bir sağlık problemi olmayan 20 gönüllü erişkin dahil edilmiştir. Hasta ve kontrol grubu olgularına çalışmaya katılmadan önce çalışma hakkında detaylı bilgi verilmiştir. Çalışmaya bilgilendirilmiş onam formunu imzalayarak gönüllü olan olgular dahil edilmiştir. Hastaların yaş, cinsiyet, VKİ ve tansiyon arteriyel değerleri kaydedilmiştir. Sistemik muayeneleri tamamlanan hastalar başvuru anında mavcut olan bulgularına göre aktif ve remisyon dönemi hastaları olmak üzere iki subgruba ayrılmıştır. Aktif ve remisyon dönemi ayrımında Bayazıt ve arkadaşlarının tanımladığı klinik kriterler dikkate alınarak belirlenmiştir. Bu kriterlere göre başvuru sırasında aşağıda sıralanan klinik bulgulardan en az birinin saptanması halinde o hasta aktif dönem içinde kabul edilmiştir. Aktivasyon kriterleri şu şekilde sıralanabilir: son bir hafta içinde ortaya çıkmış olan, bir veya birden fazla oral aft; son 1 hafta içinde gelişmiş olan genital ülser; son 2 hafta içinde ortaya çıkmış eritema nodozum benzeri deri lezyonları, son bir hafta içinde saptanan BH'ye özgün göz ve diğer sistem tutulumlarına ait bulgular (104). Çalışma grubuna dahil olma ve çalışma dışı tutulma kriterleri **Tablo 4**'de gösterilmiştir.

3.2. Örneklerin Toplanması ve Laboratuvar Analiz Yöntemleri:

Hasta ve kontrol grubundan en az 8 saatlik açlık sonrasında, sabah 08:00-10:00 saatleri arasında, oturur pozisyonda, antekubital venden, 20 ml kan örneği alınmıştır. Kan örnekleri hızlı bir şekilde oda ısısında 5000 g/10 dk süreyle santrifüj edilerek plazma ve serumları ayrılmıştır. Santrifüj edilen kan örnekleri analiz anına kadar -80° C dondurucuda saklanmıştır. Serum HDL, LDL, trigliserid düzeyleri otoanalizör orijinal kitleri (Roche, Germany) kullanılarak biyokimya otoanalizöründe

(Roche/Hitachi modular P800, Germany) çalışılmıştır. hs-CRP düzeyleri ELISA kiti

Tablo 4. Çalışma grubu seçim kriterleri

Araştırmaya dahil olma kriterleri	Araştırmaya dahil olmama kriterleri
1-Hasta grubu için: Uluslararası Behçet Hastalığı Çalışma Grubu tanı kriterlerine göre Behçet Hastalığı tanısı almış olan 18-65 yaş arasındaki hastalar. 2-Kontrol grubu için: Herhangi bir yakınması, bilinen hastalığı olmayan sağlıklı gönüllüler. 3-Hasta ve kontrol grubu için bilgilendirilmiş onam formunu imzalayarak araştırmaya katılmaya gönüllü olmak.	1-Sigara, alkol kullanımı 2-Hipertansiyon tanısı 3-Diabetes Mellitus tanısı 4-Koroner arter hastalık öyküsü 5-Kalp yetmezliği tanısı 6-Karaciğer yetmezliği tanısı 7-Akut ve kronik böbrek yetmezliği tanısı 8-Vitamin B12, folik asit eksikliği 9-Son 15 günde travma öyküsü varlığı 10-Akut ve kronik inflamatuar hastalık varlığı 11-Antihipertansif, antihiperlipidemik ilaçlar, aspirin, oral kontraseptifler, vitaminler ve hormon kullanımı

(DRG Internatinal Inc, USA) kullanılarak çalışılmıştır. ESR için alınan EDTA'lı numuneler otomatize sedimantasyon sistemi (Micro TEST -1 ALIFAX, s.p.a, Italy) ile çalışılmıştır. Homosistein düzeyleri yüksek basınçlı likid kromotografi yöntemi (Shimadzu cihazında Immuchrom, Germany) ile orijinal kitleri kullanılarak ölçülmüştür. Serum ADMA düzeyleri yüksek basınçlı likid kromotografi yöntemi ile (Shimadzu Co.Prominence, Japan) orijinal kitleri (Eureka, Italy) kullanılarak çalışılmıştır.

3.3 Endotelyal Fonksiyonun Değerlendirilmesi:

Brakial ABG, brakiyal arter ultrasonografik ölçüm tekniği ile aynı kişi tarafından gerçekleştirilmiştir. Hastaların ABG öncesi egzersiz yapmalarından kaçınılmıştır. İşlem 21-23 °C sıcaklığındaki bir ortamda, 8-12 saatlik bir açlık döneminden sonra yapılmıştır. İşlemden 12 saat önce alkollü veya kafeinli içeceklerin alınmamasına özen gösterilmiştir. ABG ölçümü öncesi on dakikalık istirahat sonrası hastaların SKB ve DKB ölçülmüştür. Hastalar sırtüstü rahat bir pozisyonda yatırılmıştır ve BA longitudinal düzlemde, antekübital fossanın tam üzerinde palpe edilmiştir. ABG General Electric Vivid 7 Eko Cihazı ve 12L Prob kullanılmıştır. Transdüser sağ BA trasesi üzerine konularak, BA, trase boyunca tortüyozitenin olmadığı ve en iyi görüntünün alındığı bölgede longitudinal olarak görüntülenmiştir. Ultrasonografi aletinin büyütme ve odaklama özellikleri kullanılarak görüntü büyütülmüştür. Lümen ve damar duvarı arasında ön ve arka intimal yüzleri net olarak belirlenebilen bir segment iki boyutlu (2D) görüntüleme için seçilmiştir. BA çapı (intimadan-intimaya) üç kez ölçülerek bu üç ölçümün ortalaması, bazal çap (BÇ) olarak kaydedilmiştir. BA'dan alınan bu ölçümler elektrokardiyografi monitörizasyonuna göre diyastol sonunda alınmıştır. BA'da akım uyaranı oluşturmak için tansiyon aletinin manşonu sağ antekübital fossanın üst kısmına yerleştirilmiştir. Bazal ölçümler kaydedildikten sonra arter akımının tam olarak kesilmesi için manşon basıncı hastanın SKB'nin 50 mmHg üzerine çıkartılmış ve manşon 5 dakika bu pozisyonda tutulmuştur. Antegrad kan akımı kesilerek iskemi oluşturulmuştur. Manşon indirildikten sonra, BA'nın longitudinal planda 60 saniye sonrasına kadar 2D görüntüleri alınmıştır. Üç farklı ölçümün ortalaması akım sonrası BA lümen çapı (endotel bağımlı vazodilatatör yanıt =EBVY) kaydedilmiştir. ABG, BÇ'a göre % (yüzde) artış olarak ifade edilmiştir. ABG = [(EBVY- BÇ) / BÇ] x 100 eşitliği ile hesaplanmıştır.

3.4. Etik Kurul Onayı ve Proje Desteği:

Bu çalışmanın projelendirilmesi aşamasında Kırıkkale Üniversitesi Tıp Fakültesi Yerel Etik Kurulu'ndan 10.09.2008 tarihinde 2008/075 numarası ile etik kurul onayı alınmış, tez çalışması Kırıkkale

Üniversitesi Bilimsel Araştırma Projesi Birimi tarafından 2008-16 numarası ile desteklenmiştir.

3.5. İstatistiksel Analizler:

Hasta ve kontrol grupları arasında yaş, cinsiyet, VKİ gibi tanımlayıcı parametrelerin dağılımları açısından fark olup olmadığı ki-kare testi ile, hasta ve kontrol grubu olgularına ait ESR, serum lipid düzeyleri, hs-CRP, homosistein, ADMA ve ABG ölçümlerine ait değerler arasında fark olup olmadığı Kruskal Wallis testi ile, hasta grubunda yer alan aktif ve remisyon dönemi olgularına ait ESR, serum lipid düzeyleri hs-CRP, homosistein, ADMA ve ABG ölçümlerine ait değerler arasında fark olup olmadığı Kruskal Wallis testi ile, aktif ve remisyon dönemindeki hastalarda yaş, cinsiyet, VKİ, hastalık süresi, biyokimyasal parametreler, ESR, hs-CRP, homosistein, ADMA düzeyleri ve ABG ile kan basıncı ölçüm değerleri arasındaki ilişki Kruskal Wallis testi ile değerlendirildi. Hasta ve kontrol grupları ile hasta subgrupları arasında SKB, DKB, total kolesterol, LDL-K, HDL-K ve trigliserid düzeyi ortalamaları karşılaştırıldığında Annova testi ile ESR, hs-CRP, ADMA, homosistein düzeyleri ve ABG ölçüm değeri ortalamaları yönünden hasta ve kontrol grupları arasında yapılan istatistiksel karşılaştırmada post hoc çoklu karşılaştırma testi ve parametreler arasındaki korelasyon için Spearman korelasyon testi kullanılmıştır.

İstatistiksel analizler 'Statistical Packages for the Social Sciences' (SPSS) versiyon 15.0 paket programı kullanılarak yapılmıştır. $p<0,05$ değeri istatistiksel olarak anlamlı kabul edildi.

4. BULGULAR

Çalışma UBHÇG tanı kriterleriyle BH tanısı konulan 40 erişkin hasta ile sağlıklı erişkin gönüllülerden oluşan 20 kontrol olgusu üzerinde gerçekleştirildi. Çalışmaya katılan olguların tümü çalışmayı tamamladı, çalışma dışı bırakılan olgu olmadı. Hasta grubunda yer alan BH'li olguların 25'i kadın (% 62,50) , 15'i erkekti (%37,50), hasta grubunda yaş ortalaması 39,62±9,99 yıl (yaş aralığı:20-59 yıl) idi. VKİ ortalaması 27,15±4,23 olarak hesaplandı. Hasta grubundaki olguların 20'si (%50) aktif, 20'si (%50) remisyon dönemindeydi. Kontrol grubunda yer alan 20 olgunun 12'si kadın (% 60,00) , 8'i erkekti (%40,00) ve kontrol grubunun yaş ortalaması 37,00±10,36 yıl (yaş aralığı:22-55 yıl) idi, VKİ ortalaması 25,80±3,70 olarak hesaplandı. Hasta ve kontrol grupları olguları arasında, cinsiyet dağılımı ile yaş ve VKİ ortalamaları açısından karşılaştırma yapıldığında istatistiksel olarak anlamlı fark saptanmadı (ki-kare testi, p>0,05) (**Tablo 5**).

Tablo 5. Çalışma grupları arasında temel karakteristik değerlerin karşılaştırılması.

	Hasta grubu	**Kontrol grubu**	**P***	**Aktif dönem**	**Remisyon dönemi**	**P****
Cinsiyet (K/E)	25/15	12/8	p>0.05	11/9	14/6	p>0.05
Yaş Ortalaması (yıl)	39.62±9.99	37.00±10.30	p>0.05	40.00±10.20	39.20±9.98	p>0.05
VKİ ortalaması (kg/m2)	27.15+4.23	25.80±3.70	p>0.05	27.50±4.58	26.70±3.93	p>0.05
Hastalık süresi ortalaması (ay)	65.25±89.74	-	-	86.78±94.35	56.02±87.23	p>0.05

* Hasta grubu ve kontrol grubu olguları arasındaki karşılaştırma sonucu
** Aktif-ve remisyon dönemindeki hastalar arasındaki karşılaştırma sonucu
$p < 0.05$ istatistiksel olarak anlamlı olarak kabul edilmiştir

Hasta grubunda ilk tanı anında, tüm hastalık izlemi sırasında ve çalışma öncesi başvurusunda mevcut olan mukokütanöz yakınmaların dağılımı **Şekil 4**'de verilmiştir.

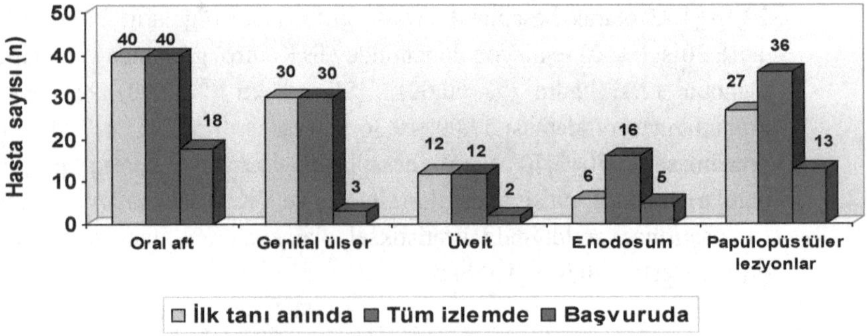

Şekil 4. Hastaların mukokütanöz bulgularının dağılımı

Çalışmaya alınan hastaların 6'sında (%15) vasküler tutulum, 20'sinde (%50) eklem tutulumu, 3'ünde (%7,5) nörolojik tutulum ve 1'inde (%2,5) gastrointestinal sistem tutulumu mevcuttu. (**Şekil 5**)

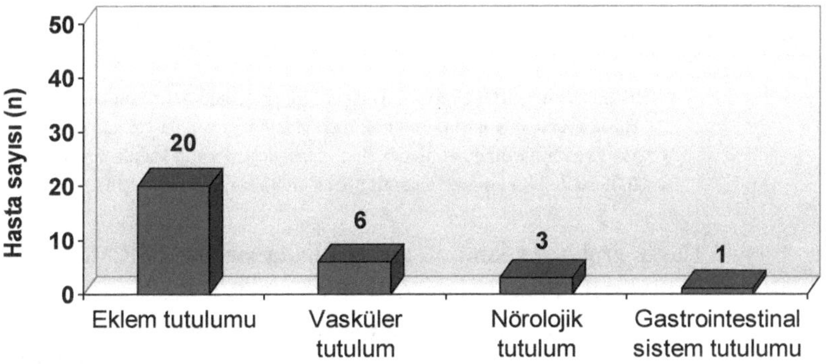

Şekil 5: Hasta grubunda mukokutanöz bulgular dışında diğer sistemlere ait tutulum sıklığı

Hasta ve kontrol grupları ile hasta subgrupları arasında SKB, DKB, total kolesterol, LDL-K, HDL-K ve trigliserid düzeyi ortalamaları karşılaştırıldığında istatistiksel olarak anlamlı fark saptanmadı (Annova testi, p >0.05) (**Tablo 6**).

Tablo 6: Hasta ve kontrol grupları ile hasta subgruplarına ait tansiyon arteriyel ve biyokimyasal değerlerin ortalamaları ve karşılaştırma sonuçları

Ortalama değerler	Hasta grubu	Kontrol grubu	p*	Aktif dönem	Remisyon dönemi	p**
Sistolik KB (mmHg)	116.75±5.94	120.00±5.44	p>0.05	120.00±6.58	120.00±5.35	p>0.05
Diyastolik KB (mmHg)	75.75±4.60	80.00±6.17	p>0.05	75.00±4.56	75.00±4.76	p>0.05
Total Kolesterol (mg/dl)	175.20±29.70	174.70±28.10	p>0.05	167.60±32.70	182.70±24.80	p>0.05
LDL-K (mg/dl)	101.09±26.59	105.00±26.80	p>0.05	98.50±28.80	103.60±24.50	p>0.05
HDL-K (mg/dl)	49.67±13.54	57.70±16.00	p>0.05	49.30±14.20	50.00±13.10	p>0.05

Trigliserid (mg/dl)	121.28±42 .20	51.40±11. 500	p>0.05	115.80±3 7.50	126.70±4 6.70	p>0.0 5

KB: Kan basıncı, **HDL:**Yüksek dansiteli lipoprotein., **LDL:**Düşük dansiteli lipoprotein
* Hasta grubu ve kontrol grubu olguları arasındaki karşılaştırma sonucu
**Aktif ve remisyon dönemindeki hastaların değerlerinin karşılaştırılması
$p < 0.05$ istatistiksel olarak anlamlı olarak anlamlı kabul edilmiştir.

Hasta grubu ile kontrol grubu olgularına ait ESR, hs-CRP, ADMA, homosistein düzeyleri ve ABG ölçüm değeri ortalamaları ile gruplar ve subgruplar arası karşılaştırma sonuçları **Tablo 7**'te özetlenmiştir. ESR, hs-CRP, ADMA, homosistein düzeyleri ve ABG ölçüm değeri ortalamaları yönünden hasta ve kontrol grupları arasında yapılan istatistiksel karşılaştırmada fark anlamlı bulunmuştur (Kruskal Wallis testi, Çoklu karşılaştırma testi olan post hoc testi, $p<0.01$, $p=0.01$). Kontrol grubu ile karşılaştırıldığında hasta grubunda ESR, hs-CRP, ADMA, homosistein değerleri ortalaması istatistiksel olarak anlamlı düzeyde yüksek iken ABG ölçüm değerleri ortalaması hasta grubunda istatistiksel olarak anlamlı düzeyde düşük saptandı. (Kruskal Wallis test, $p<0.01$, Mann Whitney U testi, $p<0.01$).
Hasta grubunda, aktif dönemdeki hastaların hs-CRP, sedimantasyon ve homosistein düzeyleri remisyondaki hastalara göre anlamlı derecede yüksekti (Mann Whitney U testi, p değerleri sırasıyla; $p<0.001$,$p <0.001$, $p=0.005$). Serum ADMA düzeyleri aktif dönemdeki hastalarda remisyondaki hastalardan yüksek olmakla birlikte fark istatistiksel olarak anlamlı değildi ($p=0.068$). ABG ölçüm değerleri dikkate alındığında aktif dönemdeki hastalarla remisyondaki hastalar arasında istatistiksel olarak anlamlı fark saptanmadı (Kruskal Wallis testi, $p>0.05$). Her iki grubun ABG değerleri kontrol grubuna göre anlamlı derecede düşüktü (Kruskal-Wallis testi, $p=0.001$) **(Tablo 7).**

Tablo 7: Hasta grubu ile kontrol grubu olgularına ait ESR, hs-CRP, ADMA, homosistein düzeyleri ve ABG ölçüm değeri ortalamaları ile gruplar ve subgruplar arası karşılaştırma sonuçları

Ortalama değerler	Hasta grubu	Kontrol grubu	p*	Aktif dönem	Remisyon dönemi	p**
ESR (mm/saat)	23.00±11,94	6,65±5.44	**p<0.001**	31.10±9.26	14.95±8.35	**p<0.001**
hs-CRP (mg/dl)	4.52±2.81	1.20±1.12	**p<0.001**	5.99±3.10	3.03±1.40	**p<0.001**
ADMA (µmol/L)	0.98±0.70	0.120±0.04	**p<0.001**	1.13±0.73	0.82±0.65	p>0.05
Homosistein (µmol/L)	7.69±4.22	3.81±0.95	**p<0.001**	9.54±4.69	5.84±2.71	**p<0.001**
ABG (%)	9.47±3.58	14.33±5.24	**p=0.001**	9.36±3.75	9.57±3.50	p>0.05

ESR: eritrosit sedimantasyon hızı, **hs-CRP:** Yüksek duyarlılıklı C-reaktif protein, **ADMA:** Asimetrik dimetilarjinin, **ABG:**Akım bağımlı genişleme

* Aktif-ve remisyon dönemindeki hastalar arasındaki karşılaştırma sonucu

** Hasta grubu ve kontrol grubu olguları arasındaki karşılaştırma sonucu

p< 0. 05 istatistiksel olarak anlamlı kabul edildi, kalın karakterle ifade edilen "p" değerleri istatistiksel olarak anlamlı olan analiz sonuçlarını göstermektedir.

Aktif dönemdeki hastalarda ABG ile hastalık süresi, yaş, homosistein, CRP, sedimantasyon ve ADMA düzeyleri arasında ilişki yoktu ($p>0.05$). Remisyon dönemindeki hastalarda ise ABG ile hastalık süresi ve ADMA düzeyleri arasında negatif ilişki vardı (Spearman korelasyon testi, $p<0.001/r=-0.745$, $p<0.001/ r=-0.682$).

Behçet hastalarının tamamı değerlendirildiğinde, ABG ile hastalık süresi ve ADMA düzeyleri arasındaki negatif ilişki gözlenmekteydi. (Kruskal Wallis testi, $p<0.001$ / $r=-0.535$, $p=0.003$ / $r=-0.452$). Serum ADMA düzeyleri ile hastalık süresi arasında pozitif ilişki olduğu belirlendi (Spearman korelasyon testi, $p<0.001$ / $r=0.552$). Serum homosistein düzeyleri ile VKİ (Annova testi) ve hs-CRP arasında pozitif ilişki saptandı (Kruskal Wallis testi $p=0.004$ / $r=0.447$, $p<0.001$/ $r=0.487$). Serum hs-CRP düzeyi ile ESR düzeyleri arasında pozitif ilişki olduğu gözlendi (Kruskal Wallis testi $p=0.005$ / $r=0.435$). Hasta grubunda endotel disfonksiyonu, aktivite belirteçleri ve hastalık süresi, VKİ arasındaki korelasyon **Tablo 8**'te özetlenmiştir.

Tablo 8. Hasta grubunda endotel disfonksiyonu, aktivite belirteçleri ve hastalık süresi, vücut kitle indeksi arasındaki korelasyon.

p / r	Hastalık Süresi	VKİ	hs-CRP	ESR	ADMA	Homosistein
ABG	**p=0.001** **r=-0.53**	p>0.05 r=0.49	p>0.0 r=0.5	p>0.05 r=0.26	**p=** **0.003** **r=-0.45**	p>0.05 r=0.75
Hastalık Süresi		p>0.05 r=0.23	p>0.0 r=0.5 5	p>0.05 r=0.542	**p=0.001** **r=0.55**	p>0.05 r=0.18
VKİ			p>0.0 r=0.1 8	p>0.05 r=0.484	p>0.05 r=0.023	**p=0.004** **r=0.44**
hs-CRP				**p=0.005** **r=0.43**	p>0.05 r=0.382	**p=0.001** **r=0.49**
ESR					p>0.05 r=0.534	p>0.05 r=0.176
ADMA						p>0.05 r=0.06

ABG: Akım bağımlı genişleme **VKİ:** Vücut kitle indeksi **hs-CRP:** Yüksek duyarlılıklı C reaktif protein **ESR:** Eritrosit sedimantasyon hızı **ADMA:** Asimetrik dimetilarjinin
Kalın karakterli olanlar; istatistiksel olarak anlamlı olduğunu ve korelasyonu göstermektedir.

5. TARTIŞMA

BH, damar duvarı ve perivasküler dokuyu etkileyerek ED'ye neden olan sistemik bir vaskülittir (105-106). BH'deki vasküler tutulumun ve tromboza eğilimin patogenezi tam olarak bilinmemekle birlikte, ED'nin patogenezde temel mekanizma olduğu ileri sürülmektedir (105-106). Endotelyal hasarın klinik belirti veren vasküler lezyonu saptanmamış hastalarda da görülebildiği çeşitli çalışmalarda bildirilmiştir (107-109). Endotel fonksiyon bozukluğunda etkili olan faktörler arasında; proinflamatuvar yanıt, $T_{yardımcı}$ hücreleri Th1 sitokinleri, subklinik inflamasyon, adezyon molekülleri ve serbest oksijen radikallerinde artış, lipid, lipoprotein düzeyleri ve LDL oksidasyonunda artış, okside LDL'ye karşı gelişen antikorlar, ile CRP, ADMA, homosistein düzeylerinde artış, NO düzeylerinde azalma yer almaktadır. Bununla birlikte oksidatif stresteki artış, ED patogenezindeki ana mekanizma olarak kabul görmekte ve sıralanan risk faktörlerinin endotel üzerindeki hasarlandırıcı etkilerle vaskülit ve tromboza eğilimle seyreden klinik durumların ortaya çıkışında son ortak yolu oluşturduğu düşünülmektedir (110-117).

BH'de vasküler tutulumun patogenezinde serum lipid düzeylerinin de rolü olduğu üzerinde durulmuştur. Örem ve ark. artmış lipid ve lipoprotein düzeyleri, LDL oksidasyonu ve okside LDL'ye karşı gelişen antikorlar, azalmış antioksidan enzim aktivitesi ve tüm antioksidan durum, artmış endotel kaynaklı peptidler ve onların etkileşimlerinin BH'de aterotrombotik olaylara duyarlılık oluşturduğunu öne sürmektedir (112). İnflamasyon lipoproteinlerde değişikliğe, vasküler endotelyal yapıların ve fonksiyonların değişikliği ile aterogeneze ve serumda aterojenik proteinlerin artışına neden olmaktadır (27,113). BH'de oluşan inflamatuvar mikroçevre, NO biyoaktivitesinde azalma ve artmış okside LDL-kolesterol düzeylerine neden olabilir (27). Esmat ve ark'nın yaptıkları çalışmada BH'de lipoprotein(a), TG ve kolesterolun kontrol grubuna göre yüksek, HDL düzeylerinin ise kontrole göre düşük olarak saptamıştır. BH'de belirgin olarak HDL'nin düşük, kolesterol ve TG'nin yüksek olmasının ateroskleroz riskini artırdığı belirtilmiştir (27). Başka bir çalışmada ise plazma lipid profillerinde BH ve kontrol grubu arasında belirgin bir farklılık saptanmamıştır (118). Çalışmamızda ise lipid düzeyleri açısından BH ile kontrol grubu arasında farklılık bulunmamıştır.

ED, NO'nun lokal olarak azlığına eşlik edebilir. Bu durum, endotelde NO üretiminin azalmasıyla veya süperoksit anyonlarının aşırı üretimiyle alakalı olabilmektedir (90).1 BH ile NO düzeyi arasındaki ilişki pek çok çalışmaya konu olmuş ve diğer ED belirteçleri ve oksidatif stres göstergeleri ile birlikte çalışılmışsa da, birbiriyle çelişkili sonuçlar elde edilmiştir. Örem ve ark (1999), ile Chambers ve ark. (2001) çalışmalarında özellikle aktif dönemde Behçet hastalarında kontrol olgulara göre NO düzeylerini anlamlı düşük bularak, ED sürecinde katkısı olduğunu ileri sürerken; Kiraz ve ark.(2001), Evereklioğlu ve ark.(2002) ile Koçak ve ark (2003), NO düzeylerini aktif dönem Behçet olgularında remisyondaki olgular ve kontrol olgularına göre anlamlı ölçüde yüksek bularak BH'nin inflamatuvar doğasıyla ilintili olabileceği üzerinde durmuşlardır (105, 112, 119-121). NO düzeylerindeki tartışmaya yol açan bu değerler, hastalığın aktivitesinin farklı aşamalarından ve çalışma yöntemindeki farklılıklardan kaynaklanabileceği üzerinde durulmaktadır. Tüm bu süreç nedeniyle çalışmamızda NO, parametre olarak değerlendirmeye alınmamıştır.

ED'nin indirekt göstergesi olan homosistein, CRP, ADMA gibi belirteçler ve ABG ölçümü, çeşitli çalışmalarda Behçet olgularında araştırılmış, farklı sonuçlar elde edilmiştir (110,114,115,117).

Endotel hasarını ortaya koyan belirteçlerden homosisteinle ilgili hipotezler 25 yıllık geçmişe sahiptir. Homosisteinin; sistemik hastalıkların seyrinde gelişen tromboz ile sistemik ve retinal okluziv vasküler hastalıklarla ilişkili olduğu üzerinde durulmaktadır (122-128). BH'de hastalık aktivitesi ile homosistein arasındaki ilişkili mekanizması tam olarak bilinmemektedir. Vücuttaki oksidan-antioksidan dengesinin oksidasyon yönüne kayması BH aktivasyonunda rol oynayabilmektedir (116). Literatürde BH'de homosistein düzeyi artmış ve normal olarak bildirilmiştir (117,125-126) BH'li hastalarda homosistein düzeyleri ile endotelyal disfonksiyon arasındaki korelasyon ortaya konmuştur ve son yıllarda yüksek homosistein düzeylerinin tromboz için risk faktörü olduğu üzerinde durulmaktadır (120,127-128).

Aksu ve ark, 2001 yılında, Behçet hastaları (n=84) ve kontrol olguları (n=36) üzerinde gerçekleştirdikleri çalışmalarında hastaların tromboz öyküsünü dikkate almışlar ve trombotik lezyon hikayesi olan hastalarda olmayan hastalar ve kontrol olgularına göre belirgin homosistein yüksekliği saptamışlardır. Kontrol olguları ve trombotik olmayan BH arasında anlamlı fark saptamamışlardır (117). Er ve ark, 2002 yılında 43 Behçet hastası (27'si oküler tutulumlu) ve kontrol olguları (n=25) üzerinde yürüttükleri çalışmalarında; homosistein düzeylerini aktivasyon dönemindeki hastalarda ve oküler tutulumu olanlarda belirgin yüksek bulmuş ve oküler tutulumda bu yüksekliğin NO ve ET-1 düzeyleri ile korele olduğunu saptamışlardır (120). Korkmaz ve ark, 2002 yılında; Behçet hastaları (n=70), kontrol olguları (n=35), metotreksat tedavisi altındaki romatoid artrit (RA) olguları (n=14) üzerinde gerçekleştirdikleri çalışmalarında, homosistein düzeylerinin RA>BH>kontrol olguları sırasıyla anlamlı farklılık sergilediğini ve BH grubunda, homosistein düzeylerinin vasküler tutulumdan etkilenmediğini ortaya koymuşlardır (125). Ateş ve ark, 2005 yılında yayımladıkları çalışmalarında, 44 Behçet olgusu (16'sında vasküler tutulumlu) ve kontrol olguları (n=40) ile yürüttükleri çalışmada BH grubunda kontrol grubuna göre daha yüksek homosisteinin düzeyleri elde etmişler, sadece mukokutanöz tutulumu olan hastalar ile kontrol grubu arasında belirgin fark saptamazken, regresyon analiziyle homosistein düzeyleri cinsiyetten bağımsız olarak tromboz ile ilişkili olarak yorumlanmıştır (127). Sarıcan ve ark'nın 2006 yılında yaptıkları çalışmada aktif BH olgularında (n=64) homosistein düzeyi aktivasyon döneminde remisyondaki hastalar ve kontrol olgularına (n=26) göre daha yüksek bulmuştur (128). Kartal Durmazlar ve ark, 2008 yılında, 70 Behçet hastası ve 33 kontrol olgusu ile gerçekleştirdikleri çalışmalarında, aktif dönemdeki Behçet hastalarında homosistein düzeylerini remisyondaki olgular ve kontrol grubuna göre yüksek bulmuşlardır. Homosistein ile CRP, ESR ve en belirgin olarak da TNF-α arasında pozitif ilişki saptamışlardır (129).

Tüm bu verilerin aksine; Çalıkoğlu ve ark, 2002 yılında yayımlanan çalışmalarında, Behçet olgularına (n=27) ait serum örneklerinde; B12 vitamini, folik asit ve homosistein düzeylerinin kontrol grubundan (n=21) farklı olmadığını belirtmişlerdir(126)

Çalışmamızda, BH'de kontrol grubuna göre serum homosistein düzeyleri anlamlı düzeyde yüksek bulunmuştur. Homosistein düzeyleri aktivasyondaki olgularda remisyon dönemindeki olgulardan yüksektir. Önceki çalışma sonuçları ile uyumlu olan bu veriler serum homosistein düzeylerinin BH'de aktivite belirteci olabileceği sonucunu desteklemektedir (120,128-129). Çalışmamızda homosistein düzeyi ile VKİ ve CRP arasında pozitif korelasyon izlenirken, ESR ile ilişki saptanmamıştır. Bu çalışmada saptanan serum hs-CRP ve homosistein düzeyleri arasındaki anlamlı ilişki Er ve ark.'nın sonuçları ile benzer iken Aksu ve ark, Ateş ve ark.'nın bulguları ile uyumsuzdur (117,120,127). Çalışmamızda serum homosistein düzeyleri ile ABG arasında ilişki gösterilememiştir. Bu bulgu Özdemir ve ark'nın sonucuna terstir (130). Literatürdeki bu farklı sonuçlar homosistein ölçüm tekniklerindeki farklılıklardan (HPLC, floresan immunoassay vb.) kaynaklanabileceği düşünülmüştür. HPLC referans yöntem olarak kabul gördüğünden çalışmamızda bu yöntemin kullanılması tercih edilmiştir (131). Çalışmalarda hasta gruplarının homojen olmayışı, aktivasyon ve remisyon kriterlerinin standart olmayışı veya bu dönemlerin dikkate alınmamış olması, değişken sistem tutulumları, hastalık süresi ve tedavi süreçleri sonuçların etkilenmesine ve çalışmaların karşılaştırılmasında güçlüğe neden olmaktadır.

BH'de endotel hücre disfonksiyonu, T lenfosit ve nötrofil aktivasyonu hastalığın belirgin özellikleridir (132). CRP PMNL'nin fagositik sisteminin aktif komponentini oluşturur. CRP ve ESR düzeyleri inflamasyon belirteçlerindendir. BH'nin aktivitesini yansıtır. Kokcam, Naziroğlu, Proni ve ark. ESR ve CRP değerleri yükselmiş olan BH'de, PMNL'nin süperoksit aktivitesini düşük bulmuşlardır (133). BH'de aktivasyon belirteci olarak yaygın kabul gören bir laboratuvar testi bulunmamakla birlikte IL-6, IL-8, IL-10, CRP ve ESR hastalık aktivitesi ile ilişkili bulunmuş ve aktivite kriteri olarak önerilmiştir (68).1986 yılında Müftüoğlu ve ark. CRP ve ESR'nin eritema nodozum, akut tromboflebit ve artritli aktif Behçet hastalarında yüksek olduğunu göstermiştir (67). Bununla birlikte yapılan son çalışmalarda IL-6 düzeyi ile BH aktivitesi arasında çelişkili sonuçlar gözlenmiştir. 2004'te Adam ve ark. yaptıkları çalışmada BH'de kontrol grubuna göre IL-6 ve hs-CRP düzeylerinde anlamlı yükseklik saptamışlardır (115). 2008'de Çalışkan ve ark. yaptıkları çalışmada aktif dönem BH'de hs-CRP düzeylerini anlamlı olarak yüksek bulmuştur. Aynı zamanda hs-CRP ile ABG arasında negatif ilişki olduğunu bildirmiştir (133). 2009 yılında Tatlıcan ve ark'nın yürütttükleri çalışmada, serum hs-CRP, ESR, IL-6 ve beyaz küre düzeyi aktif ve remisyonda Behçet hastalarında kontrol grubundan ve aktif Behçet hastalarında da remisyondaki Behçet hastalarından anlamlı olarak daha yüksek bulunmuştur (134).

Çalışmamızda; önceki çalışmaları destekler nitelikte aktif BH'de, remisyondaki BH'ye ve kontrol grubuna göre, serum hs-CRP ve ESR düzeyleri anlamlı derecede yüksek saptanmıştır. Ancak ABG ile CRP ve ESR arasında ilişki gösterilmemiştir. Çalışmamızdaki verilere dayanarak hs-CRP, ESR ve homosistein düzeylerinin BH'de aktivite göstergesi olarak kullanılabileceğini düşünmekteyiz. Bugün pek çok çalışma ADMA'nın ED ve kardiyovasküler hastalıklarda bir risk belirteci olduğunu ve çeşitli sistemik hastalıklarla ilişkisi olabileceğini göstermektedir (84-86). BH'nin inflamatuvar karakterinden dolayı endotelyal dimetilarjinin dimetilaminohidrolaz (DDAH) enzimi aktivitesinin inhibe edilmesiyle ADMA birikimi ve NO sentezinin baskılandığı bilinmektedir. BH'de plazma NO düzeyinin düşmesi ve plazma ADMA düzeyinin artması kardiyovasküler risk faktörü oluşturmaktadır. L-arjinin/NO yolağındaki yetersizlik ise, ateroskleroz ile ilişkili kardiyovasküler komplikasyonların bağımsız olarak ortaya çıkmasına yol açabilmektedir. (84,85,90).

BH ile serum ADMA düzeyi arasındaki ilişkiyi inceleyen bugüne kadar yayımlanmış bir çalışma mevcuttur. Şahin ve ark'a ait olan bu tek çalışmada 60 Behçet hastasında (vasküler tutulumlu 30 hasta, mukokütanöz tutulumlu 30 hasta) plazma ADMA, NO düzeyleri araştırılmıştır. ADMA düzeyleri Behçet grubunda kontrol grubuna göre yüksek, NO düzeyleri ise daha düşük saptanmıştır. Vasküler tutulumu olan Behçet hastalarında mukokutanöz tutulumu olan Behçet hastalarına göre plazma ADMA düzeyleri daha yüksek, plazma NO düzeyleri ise daha düşük bulunmuştur. ADMA ve NO'nun plazma düzeyleri arasında ise belirgin bir negatif ilişki saptanmıştır (114)

Çalışmamızda; önceki çalışma protokolüne ek olarak; ADMA, homosistein, hs-CRP düzeyleri ile ABG ölçüm değerleri arasındaki ilişki araştırılmıştır. ADMA düzeyleri hasta grubunda kontrol grubuna göre anlamlı olarak yüksek bulunmuştur. Aktif dönemdeki hastaların serum ADMA düzeyleri remisyondaki hastalara göre yüksek olmakla birlikte elde edilen fark anlamlı değildir. ABG ile serum ADMA düzeyleri arasında negatif bir ilişki saptanmıştır. Çalışmamızda hasta grubundaki yüksek serum ADMA düzeylerinin bozulmuş ABG'deki endotel hasarından sorumlu faktörlerden biri olarak ortaya çıktığı sonucuna varılmıştır. Hasta grubumuz, aktif dönem ve remisyon dönemi olarak iki gruba ayrılmış olup vasküler tutulumu olan hasta oranı %15 olarak belirlenmiştir. Vasküler tutulumu olan hasta sayısının az olması ADMA ve ABG ile ED arasındaki ilişkiyi değerlendirmede kısıtlayıcı bir faktör olarak görülmüştür. Ancak BH'de vasküler tutulum olmayan hastalarda da ED geliştiği önceki çalışmalrda gösterilmiştir ve çalışma sonuçlarımız bu verileri destekler niteliktedir.

ABG; ED'yi gösteren, invazif olmayan, ultrasonografik ucuz bir yöntemdir (102). İlk olarak Chambers ve ark., 2001 yılında 19 Behçet hastası ve 21 kontrol olgusu üzerinde yürüttükleri çalışmalarında, BA'da ABG ve nitrogliserin uyarımı sonrası ölçülen "endotel bağımsız vasküler dilatasyon" değerlerini araştırmışlar, hasta grubunda kontrol grubuna göre sadece ABG ölçümlerinde düşüklük saptamışlardır ancak yaş, cinsiyet, brakiyal arter çapı, kan basıncı, kolestrol ve glukoz düzeyleri ile ABG parametreleri arasında ilişki gösterememişlerdir (105).

Özdemir ve ark. 2004 yılında Behçet hastaları (n=36) ve kontrol olguları (n=30) üzerinde yürüttükleri çalışmalarında, hasta grubunda kontrol olgularıyla karşılaştırıldığında ABG ölçüm değerlerinde düşme ve homosistein düzeylerinde yükseklik şeklinde belirgin sapma olduğunu göstermişlerdir. ABG ile hastalık süresi ve homosistein düzeyleri arasındaki negatif ilişkiye dikkat çekmişlerdir.(130). Kayıkçıoğlu ve ark. 2006 yılında yayınlanan çalışmalarında Behçet hastalarını vasküler tutulumu olan (n=27), vasküler tutulumu olmayan (n=38) olgular olarak iki subgruba ayırmış bu subgrupları ABG ve homosistein düzeyi yönünden birbiriyle ve kontrol grubu (n=30) ile karşılaştırmışlardır. ABG ölçümlerinin tüm Behçet hastalarında kontrol grubuna göre düşük olduğunu ancak subgruplar arasında istatistiksel yönden anlamlı farklılığın bulunmadığını göstermişlerdir. Homosistein düzeylerini ise vasküler tutulumu olan hastalarda, vasküler tutulumu olmayan hastalara göre belirgin olarak yüksek saptamışlardır. Bununla birlikte homosistein düzeyleri ile ABG arasında pozitif korolesyan olmadığı sonucuna varmışlardır (110). Çalışkan ve ark., 2007 tarihli çalışmalarında, BH olgularını (n=35) aktif ve remisyon döneminde; SKB, DKB, serum lipit düzeyleri, hs-CRP, VKİ, ekokardiyogramda sol ventrikül kitle indeksi parametreleri yönünden iki kez değerlendirmiş, verilerini kontrol grubu (n=35) verileriyle karşılaştırmışlardır. Hastalarda aktivasyon döneminde ABG ölçümlerinde ve hs-CRP'nin kontrol olguları ve remisyon dönemi değerlerine göre daha belirgin bozulduğunu göstermişlerdir (133). ABG ile hs-CRP ve LDL kolestrol düzeyleri ile arasında negatif korelasyon olduğunu saptamışlardır (133). Protogerou ve ark. 2007 yılında, 39'u aktif, 48'i remisyon döneminde olan toplam 87 Behçet olgusu üzerinde gerçekleştirdikleri çalışmalarında olguların bir kısmında ABG ölçümlerinin çeşitli tedavi ajanlarına (kortikosteroidler, siklosporin, azatiyopurin, kolşisin) cevabını değerlendirmişlerdir, sonuç olarak ABG ölçüm değerlerinde tedavi öncesi değerlerle karşılaştırıldığında yükselme olduğunu göstermişlerdir.(135)

Çalışmamızda, Chambers, Özdemir, Kayıkçıoğlu, Çalışkan, Protogerou ve ark'nın çalışma sonuçları ile benzer şekilde Behçet hastalarında kontrol grubuna göre ABG değerleri anlamlı derecede düşük çıkmış olup ED varlığına işaret etmektedir. Çalışmada aktif dönemdeki hastalar ile remisyondaki hastalar arasında ABG açısından fark saptanmamıştır. ABG ile hastalık süresi ve serum ADMA düzeyleri ile arasında ise negatif ilişki olduğu gösterilmiştir. Bu veriler; bozulmuş ABG değerlerinin, BH'de hastalık aktivitesi ile ilişkili olmaksızın, kronik süreçte ilerleyen endotel hasarının bir göstergesi olduğunu düşündürmüştür.

ED olan hastalarda ileride aterosklerotik hastalık riskinin arttığı bilinmektedir. BH'de endotel fonksiyonlarının bozulmuş olması bu hastaların ateroskleroz riskinin arttığının göstergesidir. Endotel hasarının remisyondaki hastalarda da devam ediyor olması BH tedavisinin ED'yi düzeltmek için tek başına yeterli olmadığını göstermiştir. Dolayısıyla BH'de Behçet Hastalığı tedavisinin yanı sıra kardiyovasküler risk azaltıcı agresif tedbirlerin de alınması gerektiğini düşündürmektedir.

Çalışmamızın kısıtlayıcı faktörleri, hasta sayısının nispeten az olması ve vasküler tutulumlu hasta sayımızın yeterli olmamasıdır. Ayrıca çalışmaya alınan hastalarda ABG nin vasküler tutulum, ED üzerine olan etkilerini bağımsız olarak araştırabilmek için hipertansiyon, diyabetes mellitus, morbid obesite, sigara kullanımı gibi risk faktörleri dışlanmıştır. Bu nedenle çalışmamız koroner arter hastalığı risk faktörlerine sahip hastalarda BH'nin endotel fonksiyonlarına olan etkileri hakkında bilgi vermemektedir.

6. SONUÇ VE ÖNERİLER

1-ED, BH'de belirgin vasküler tutulum olmasa dahi temel bir bulgudur. Bu nedenle diyabet, hipertansiyon, sigara kullanımı gibi koroner arter hastalığı risk faktörü olan hastalarda ED daha belirgin olacaktır. Behçet hastaları tanı anından itibaren multidisipliner bir yaklaşımla takip edilmeli, kardiyovasküler risk faktörleri iyi belirlenmeli ve gerektiğinde ilgili bölümlerle koordineli bir şekilde hasta takibi yapılmalıdır.

2-Homosistein, hs-CRP, ESR düzeyleri BH'de artmış olup hastalık aktivitesi ile ilişkilidir. Bu parametreler BH'de aktivite belirteci olarak kullanılabilir.

3- Serum ADMA düzeyleri ve ABG hastalık aktivitesi ile ilişkili olmayıp daha çok kronik süreçteki endotel hasarını yansıtmaktadır. BH'de ED'yi değerlendirmede invaziv olmayan ve kolay uygulanabilir ABG'nin, tüm hastalarda rutin kullanılması faydalı olabilir.

4- BH'de endotel fonksiyonlarının bozulmuş olması bu hastalarda ateroskleroz riskinin arttığının göstergesidir. Dolayısıyla Behçet Hastalığı tedavisinin yanı sıra BH'de kardiyovasküler risk azaltıcı agresif tedbirlerin de alınması gerekli görünmektedir.

5- BH'de, ED ile ilişkisinin ortaya konması ve olası kardiyovasküler morbidite ve mortalitenin tanımlanması için kontrollü, randomize, geniş popülasyonlu, prospektif çalışmalara ihtiyaç vardır.

7. KAYNAKLAR

1. Behçet H: Uber rezidivierende Aphthöse, durch ein Virus verusachte Geschwüre am Mund, am Auge und an den Genitale. *Dermatol Wochenschr,* 1937;105:1152.

2. Ghate JV, Jorizzo JL. Behcet's disease and complex aphthosis. *J Am Acad Dermatol,* 1999;40:1-18.

3. Saylan T. Life story of Dr. Hulusi Behçet. *Yonsei Med J,* 1997;38:327-332.

4. Azizlerli G, Köse AA, Sarıca R, Gül A, Tutkun IT, Kulaç M, et al. Prevalence of Behçet's disease in Istanbul, Turkey. *International Journal of Dermatology, 2003;*42:803–806.

5. Demirhindi O, Yazıcı H, Binyıldız P. Silivri Fener Köy'ü yöresinde Behçet hastalığı sıklığı ve bu hastalığın toplum içinde taranmasında kullanılabilecek bir yöntem. *Cerrahpaşa Tıp Fakültesi Dergisi,* 1981;12: 509-514.

6. Yurdakul S. Behçet sendromu'nun epidemiyolojisi. *Aktüel Tıp Dergisi,*1997;2(2):66-67.

7. Tüzün Y, Yurdakul S, Mat MC, Özyazgan Y, Hamuryudan V, Tüzün B, Yazıcı H. Epidemiology of Behçet's Syndrome in Turkey. *Int J Dermatol*, 1996;35(9):618-620.

8. Verity DH, Marr JE, Ohno S, Wallace GR, Stanford MR. Behçet's Disease, the Silk Road and HLA-B51: Historical and geographical perspectives. *Tissue Antigens*, 1999;54:213-220.

9. Gül A. Behçet's Disease: An Update on the pathogenesis. *Clinical & Experimental Immunology*, 2001:19(24):6-12.

10. Marshal SE. Behçet's disease. *Best Prac Res Clin Rheumatol,* 2004;18(3):291-311.

11. Zouboulis CC, Kötter I, Djawari D, Kirch W, Kohl PK, Ochsendorf FR, et al. Epidemiologic features of Admantiades-Behçet's disease in Germany and in Europe. *Yonsei Med J,* 1997;38(6):411-422.

12. Nakae K, Masaki F, Hashimoto T, Inaba G, Mochizuki M, Sa-kane T. Recent epidemiological features of Behçet's disease in Japan. in: Godeau P, Wechsler B, (eds). Behçet's disease. *Amsterdam: Excerpta Medica,* 1993. p.145-151.

13. Yurdakul S, Günaydın, Tüzün Y, Tankurt N, Pazarlı H, Özyazgan Y, et al. The prevalance of Behçet's syndrome in a rural area in Northern Turkey. *J Rheumatol,* 1988;15(5):820-822.

14. Tursen Ü, Gürler A, Boyvat A. Evaluation of clinical findings according to sex in 2313 Turkish patient with Behçet's disease. *Int J Dermatol,* 2003;42(5):346-351

15. Lehner T. Immunopathogenesis of Behçet's disease. *Ann Med Interne,*1999;15:483- 487.

16. Stewart JAB. Genetic analysis of families of patients with Behçet's syndrome: Data incompatible with autosomal recessive inheritance. *Ann Rheum Dis,* 1986;45:265-268.

17. Ohno S, Ohguchi M, Hirose S, Matsuda H, Wakisaka A, Aizawa M. Close association of HLA-Bw51 with Behcet's disease. *Arch Ophthalmol,* 1982;100(9):1455-1459.

18. Choukri F, Chakib A, Himmich H, Hue S, Caillat-Zucman S. HLA-B*51 and B*15 alleles confer predisposition to Behcet's disease in Moroccan patients. *Hum Immunol,* 2001;62(2):180-185.

19. Mizuki N, Ota M, Katsuyama Y, Yabuki K, Ando H, Goto K, et al. Association analysis between the MIC-A and HLA-B alleles in Japanese patients with Behcet's disease. *Arthritis Rheum*, 1999;42(9):1961-1966.

20. Atagunduz P, Ergun T, Direskeneli H. MEFV mutations are increased in Behcet's disease (BD) and are associated with vascular involvement. *Clin Exp Rheumatol,* 2003;21:35-37.

21. Park K, Kim N, Nam J, Bang D, Lee ES. Association of TNF-α promoter region haplotype in Behcet's Disease. *J Korean Med Sci,* 2006;21(4):596-601.

22. Karasneh J, Hajeer AH, Barrett J, Ollier WE, Thornhill M, Gul A. Association of specific interleukin 1 gene cluster polymorphisms with increased susceptibility for Behcet's disease. *Rheumatology (Oxford),* 2003;42(7):860-864.

23. Boiardi L, Salvarani C, Casali B, Olivieri I, Ciancio G, Cantini F, et al. Intercellular adhesion molecule-1 gene polymorphisms in Behcet's Disease. *J Rheumatol,* 2001 ;28 (6) : 1283-1287.

24. Gul A, Ozbek U, Ozturk C, Inanc M, Konice M, Ozcelik T. Coagulation factor V gene mutation increases the risk of venous thrombosis in Behcet's disease. *Br J Rheumatol*, 1996;35(11):1178-1180.

25. Mammo L, Al-Dalaan A, Bahabri SS, Saour JN. Association of factor V Leiden with Behcet's disease. *J Rheumatol,* 1997;24(11):2196-2198.

26. Verity DH, Vaughan RW, Madanat W, Kondeatis E, Zureikat H, Fayyad F, et al. Factor V Leiden mutation is associated with ocular involvement in Behcet disease. *Am J Ophthalmol*, 1999;128(3):352-356.

27. Lipoprotein (a) and nitrites in Behcet's disease: relationship with disease activity and vascular complictions. *Eur J Dermatol,* 2006; 16 (1): 67-71

28. Studd M, Mc Cauce DJ, Lehner T. Detection of HSV 1 DNA in patients with Behcet's syndrome in patients with recurrent oral ulcers by the polymerase chain reaction. *J Med Microbiol*, 1991;34:39-43.

29. Direşkeneli H. Behcet's disease: infectious aetiology, new autoantigens, and HLA-B51. *Ann Rheum Dis*, 2001;60:996-1002.

30. Lehner T. The role of heat shock protein, microbial and auto–immune agents in the aetiology of Behcet's disease. *Int Rev Immunol,* 1997;14:21-32.

31. Houman H, Hamzaoui A, Ben Ghorbal I, Khanfir M, Feki M, Hamzaoui K. Abnormal expression of chemokine receptors in Behcet's disease: relationship to intracellular Th1/Th2 cytokines and to clinical manifestations. *J Autoimmun*, 2004;23:267–273.

32. Treudler R, Zoubolis CC, Buttner P, Detmar M, Orfanos CE. Enhanced interaction of patients' lymphocytes with human dermal microvascular endothelial cell cultures in active Adamantiades-Behçet disease. *Arch Dermatol,* 1996;132(11):1323-1329.

33. Evereklioğlu C. Current Concepts in the Etiology and treatment of Behcet Disease. *Survey Of Ophthalmolog,* 2005;50(4):297- 350.

34. Burrows NP, Zhao MH, Norris PG, Lockwood CM. ANCA associated with Behçet's disease. *J Roy Soc Med*,1996;89(1):47-48.

35. Zouboulis CC, May T. Pathogenesis of Adamantiades-Behcet's disease. *Med Microbiol Immunol (Berlin),*2003;192(3):149-155.

36. Stanford MR, Kasp E, Whiston R, Hasan A, Todryk S, et al. Heat shock protein peptides reactive in patients with Behcet's disease are uveitogenic in Lewis rats. *Clin Exp Immunol,*1994;97(2):226-231.

37. Ergun T, Ince U, Eksioğlu-Demiralp E, Direskeneli H, Gürbüz O, Gürses L, Aker F, Akoglu T. Expression of 60 kD heat shock protein in

mucocutaneous lesions in Behcet's disease. *J Am Acad Dermatol*, 2001;45(6):904-909.

38. Sahin S, Akoğlu T, Direskeneli H, Sen LS, Lawrence R. Neutrophil adhesion to endothelial cells and factors affecting adhesion in patients with Behçet's disease. *Ann Rheum Dis,* 1996;55:128-133.

39. Sahin S, Lawrence R, Direskeneli H, Hamuryudan V, Yazici H, Akoğlu T. Monocyte activity in Behçet's disease. *Br J Rheumatol*, 1996;35:424-429.

40. Katsantonis J, Adler Y, Orfanos CE, Zouboulis CC. Adamantiades-Behçet's disease: serum IL-8 is a more reliable marker for disease activity than C-reactive protein and erythrocyte sedimentation rate. *Dermatology*, 2000;201:37-39.

41. Wang CR, Chuang CY, Chen CY. Anticardiolipin antibodies and interleukin-6 in cerebrospinal fluid and blood of Chinese patients with neuro-Behçet's syndrome. *Clin Exp Rheumatol,* 1992;10:599-602.

42. Orem A, Cimşit G, Değer O, Vanizor B, Karahan SC. Autoantibodies against oxidatively modified low-density lipoprotein in patients with Behçet's disease. *Dermatology,* 1999;198: 243-246.

43. Duygulu F, Evereklioglu C, Calis M, Borlu M, Cekmen M, Ascioglu O. Synovial nitric oxide concentrations are increased and correlated with serum levels in patients with active Behçet's disease; a pilot study. *Clin Rheumatol,* 2005;24(4):324-330.

44. Espinosa G, Font J, Tàssies D, Vidaller A, Deulofeu R, López-Soto A, Cervera R, Ordinas A, Ingelmo M, Reverter JC. Vascular involvement in Behçet's disease: relation with thrombophilic factor,coagulation activation and thrombomodulin *Am J Med*,2002;112:37-43.

45. Zouboulis CC, Büttner P, Tebbe B, Orfanos CE. Anticardiolipin antibodies in Adamantiades-Behçet's disease. *Br J Dermatol*, 1993;128:281-284.

46. Şengül N, Demirer S, Yerdel MA, Terzioğlu G, Akin B, Gürler A, Tüzüner A. Comparision of coagulation parameters for healty subjects and Behcet disease patients with and without vascular involvement. *World J Surg,* 2000;24:1584-1588.

47 Yazıcı H, Fresko, Tunç R, Melikoglu M. Behçet's syndrome: pathogenesis, clinical manifestations and treatment. In:Ball GV, Bridges SL, editors. *Vasculitis.* Oxford: University Press; 2002;406- 432.

48. Wong RC, Ellis CN. Behçet's disease. *Int J Dermatol*, 1984;23:25.

49. Lehner T. Progress report: Oral ulceration and Behçet's syndrom. *Gut, 1977;*18:491.

50. Haim S. Aetiopathogenesis of mucocutanneous lesions of Behçet's disease. *Dermatologica*, 1980;144:14.

51. Azizlerli G, Özarmagan G, Övül C, Kavala, M, Nisancı P, Sarıca R, Saylan T, Çarin M, Sönmez G. Behçet hastalarında doku grubu HLA B5 ve paterji ilişkisi. *Deri Hastalıkları ve Frengi Arşivi,* 1987;21(1):13.

52. Yazıcı H, Yurdakul S, Hamuryudan V. Behçet disease. *Curr Opin Rheumatol*, 2001;13(1):18-22.

53. Krause I, Leibovici L, Gueddj D, Molad Y, Uziel Y, Weinberger A. Disease patterns of patients with Behçet's disease demonstrated by factor analysis. *Clin Exp Rheumatol*, 1999;17:347–350.

54. Dilsen N, Koniçe M, Aral O, Aykut S. Standardization and evalution of the skin pathergy test in Behçet's disease and control, recent advances in Behçet's disease. London: Royal *Society of Medicine*, 1986 p:37.

55. Shimizu T. Clinicopathological studies on Behçet's disease. Dilsen N, Koniçe M, Övül C. Amsterdam, Excerpta Medica, Oxford, 1979.

56. Kural-Seyahi E, Fresko I, Seyahi N. The long-term mortality and morbidity of Behçet syndrome: A 2-decade outcome survey of 387 patients followed at a dedicated center. *Medicine*, 2003;82:60–76.

57. Ben Ezra D, Cohen E. Treatment and visual prognosis in Behcet's disease. *Br J Ophtalmol*, 1986;70:589-592.

58. Koc Y, Gullu I, Akpek G, Akpolat T, Kansu E, Kiraz S, Batman F, Kansu T, Balkanci F, Akkaya S, et al. Vascular involvement in Behcet's disease. *J Rheumatol*, 1992;19:402-410.

59. Lie JT. Vascular involvement in Behcet's disease: arterial and venous vessels of all sizes. *J Rheumatol*, 1992;19:341-343.

60. Park JH, Han MC, Bettmann MA. Arterial manifestations of Behcet's disease. *AJR Am J Roentgenol,* 1984; 143:821-825

61. Kabbaj N, Benjelloun G, Gueddari FZ, Dafıri R, Imani F. Vascular involvements in Behcet's disease. Based on 40 patient records. *J Radiol,* 1993;74:649-656.

62. Akar H, Konuralp C, Akpolat T. Cardiovascular involvement in Behçet's Disease. *Anadolu Kardiyol Derg*, 2003;3:261-265.

63. Bayraktar Y, Ozaslan E, Van Thiel DH. Gastrointestinal manifestations of Behcet's disease. *J Clin Gastroenterol,* 2000;30:144-154.

64. Yurdakul S, Yazıcı H, Tuzun Y, Pazarli H, Yalcin B, Altac M, Ozyazgan Y, Tuzuner N, Muftuoglu A. The arthritis of Behcet's disease: a prospective study. *Ann Rheum Dis*, 1983;42:505-515

65. Siva A, Kantarci OH, Saip S, Altintas A, Hamuryudan V, Islak C, et al. Behçet's disease: diagnostic and prognostic aspects of neurological involvement. *J Neurol,* 2001;248:95-103.

66. Akman-Demir G, Baykan-Kurt B, Serdaroglu P, Gürvit H, Yurdakul S, Yazici H, et al. Seven year follow-up neurological involvement in Behcet syndrome. *Arch Neurol,* 1996;53:691-694.

67. Müftüoğlu AU, Yazici H, Yurdakul S, Tüzün Y, Pazarli H, Güngen G, et al. Behçet's disease. Relation of serum C-reactive protein and erythrocyte sedimentation rates to disease activity. *Int J Dermatol*, 1986;25:235-239.

68. International Study Group for Behcet's disease. Criteria for diagnosis of Behcet's disease. *Lancet,* 1990;335:1078-1080.

69. Shimizu S, Chen K-R, Ikemoto K, Han-Yaku H. Abrupt onset of severe Behçet's disease: preceding oral ulceration is not essential for diagnosis. *Br J Dermatol,* 1998;139:160-161.

70. Mat MC, Özyazgan Y, Hamurdan Y, Hamurdan V. Behçet Sendromu.In Dermatoloji 3.baskı editörler:Tüzün Y, Ali Gürer M, Serdaroğlu S, Oğuz O, L. Aksungur V. İstanbul:Nobel Tıp Kitapevleri, 2008, 1.cilt. p.926-927.

71. Yazıcı H, Barnes CGA. Practical treatment recommendations for pharmacotherapy of Behcet's syndrome. *Drugs,* 1991;42:796-804.

72. Hamuryudan V, Mat C, Saip S, Ozyazgan Y, Siva A, Yurdakul S, Zwingenberger K, Yazici H. Thalidomide in the treatment of the mucocutaneous lesions of the Behçet syndrome. A randomized, double-blind, placebo-controlled trial. *Ann Intern Med*, 1998; 15;128(6):443-450.

73. Zouboulis CC, Orfanos CE. Treatment of Adamantiades-Behcet

disease with systemic interferon alfa. *Arch Dermatol,* 1998;134(8):1010-1016.

74. Melikoglu M, Ozyazgan Y, Fresko I, Mat C, Yurdakul S, Hamuryudan V, Yazici H. The response of treatment resistant uveitis in Behcet's syndrome to a TNF-alpha blocker, Etanercept: an open study. American College of Rheumatology, Annual Scientific Meeting, New Orleans, USA, 2002;46(9): S 181.

75. Siva A, Fresko I. Behcet's Disease. *Curr Treat Options Neurol,* 2000;2(5):435-448.

76. Siflinger-Birboim A. Regulation of endothelial permeability by second messengers. *New Horiz*, 1996;4(1):87-98.

77. Bombeli T, Mueller M, Haeberli A. Anticoagulant properties of the vascular endothelium. *Thromb Haemost*, 1997;77(3):408-423.

78. Katusic ZS. Superoxide anion and endothelial regulation of arterial tone. *Free Radic Biol Med,* 1996;20(3):443-448.

79. Shimokawa H. Primary endothelial dysfunction: atherosclerosis. *J Mol Cell Cardiol*, 1999;31:23–37.

80. Bonetti PO, Lerman LO, Lerman A. Endothelial dysfunction: a marker of atherosclerotic risk. *Arterioscler Thromb Vasc Biol,* 2003;23(2):168-175.

81. http://www.hivandhepatitis.com/0_images2009/endothelial.jpg Erişim tarihi: 29.07.2016

82. Kılınç A, Kılınç K, Nitrik oksitin fonksiyonları ve toksik etkileri. Ankara: Palme Yayınevi;2003.p.1-56.

83. Moncada S, Palmer RMJ, Higgs EA. Biosynthesis of nitric oxide from L-arginine: A pathway for the regülation of cell functıon and communication. *Biochem Pharmacol*, 1989 38:1709-1715.

84. Ito A, Tsao PS, Adimoolam S, Kimoto M, Ogawa T, Cooke JP. Novel mechanism for endothelial dysfunction. Dysregulation of dimethilarginin dimethylaminohydrolase. *Circulation, 1999*; 99(24):3092–3095.

85. Böger RH. The emerging role of asymmetric dimethylarginine as a novel cardiovascular risk factor. *Cardiovasc Res*, 2003;34:14781-14787.

86. Fliser D, Kielstein JT, Haller H, Böger, SMB. Asymetric dimethylarginine: A cardiovascular risk factor in renal disease? *Kidney Inter*, 2003;63:84,37-40.

87. Faraci FM, Brian JE, Heistad DD. Response of cerebral blood vessels to an endogenous inhibitor of nitric oxide synthase. *Am J Physiol*, 1995;269:1522–1527.

88. Zeiher AM, Schachinger V, Minners J. Long term cigarette smoking impairs endothelium dependent coronary arterial vasodilator function. *Circulation,* 1995;92:1094-1100.

89. Nijveldt RJ, Siroen MPC, Teerlink T, Leeuwen PAM. Elimination of asymmetric dimethylarginine by the kidney and the liver: A link to the development of multiple organ failure? *Am. Soc Nutr Sci*, 2004;42: 2848-2852.

90. Cooke JP. Does ADMA cause endothelial dysfunction? *Arteriosc Thromb Vasc Biol*, 2000;20:2032-2037.

91. Jialal I, Devaraj S, Venugopal SK. C-reactive protein: Risk marker or mediator in atherothrombosis? *Hypertension*, 2004(44):6-11.

92. Calabro P, Willerson JT, Yeh ET. Inflammatory cytokines stimulated c-reactive protein production by human coronary artery smooth muscle cells. *Circulation*, 2003;(108):1930-1932.

93. Ross R. Atherosclerosis an inflammatory disease. *N Engl J Med*, 1999;340:115-126.

94. Ridker PM. Clinical application of c-reactive protein for cardiovascular disease detection and prevention. *Circulation*, 2003;107:363-369.

95. Venugopal SK, Devaraj S, Yuhanna I, Shaul P, Jialal I. Demonstration that C-reactive protein decreases e-NOS expression and bioactivity in human aortic endothelial cells. *Circulation*, 2002;(106):1439-1441.

96. Verma S, Li SH, Badiwala MV, Weisel RD, Fedak PW. Endothelin antagonism and interleukin-6 inhibition attenuate the proatherogenic effects of C-reactive protein. *Circulation*, 2002;(105):1890-1896.

97. Selhub J, Jacques P, Wilson P, Rush D. Vitamin status and intake as primary determinants of homocysteinemia in an elderly population. *JAMA*, 1993;270:2693-2698.

98. Akgul EO. ADMA ve Homosistein İlişkisi. 1. Ulusal Homosistein ve ADMA Sempozyumu, Mersin, 2005.

99. Welch GN, Loscalzo J. Homocysteine and atherothrombosis. *N Engl J Med*, 1998; 338(15):1042-1050.

100. Stuhlinger MC, Stanger O. Asymmetric dimethyl-L-arginine (ADMA): A possible link between homocyst(e)ine and endothelial dysfunction. *Curr Drug Metab*, 2005;6:3–14.

101. Graham IM, Daly LE, Refsum HM. Plazma homocysteine as a risk factor for vascular disease: The Europen Concerted Action Project. *JAMA*, 1997;(277):1775- 1781.

102. Corretti MC, Anderson TJ, Benjamin EJ, Celermajer D, Charbonneau F, Creager MA, et al. International Brachial Artery Reactivity Task Force. Guidelines for the ultrasound assessment of endothelial-dependent flow-mediated vasodilation of the brachial artery: A report of the International Brachial Artery Reactivity Task Force. *J Am Coll Cardiol*, 2002;16;39(2):257-265.

103. Halcox JPJ, Donald AE, Ellins E, Witte DR, Shipley MJ, Brunner EJ, et al. Endothelial function predicts progression of carotid intima-media thickness. *Circulation,* 2009;119:1005–1012.

104. Bayazıt N, Yılmaz M, Oral B, Tokgöz N, Yücel A, Sarıcaoğlu H, et al. Behçet hastalığında immünolojik aktivasyon belirteçleri. *Türk Dermatoloji Dergisi*, 2008;2:34-38.

105. Chambers JC, Haskard DO, Kooner JS. Vascular endothelial function and oxidative stress mechanisms in patients with Behcet's syndrome. *J Am Coll Cardiol*, 2001;37:517-520.

106. Schmitz-Huebner U, Knop J. Evidence for an endothelial cell dysfunction in association with Behcet's Disease. *Thromb Res*, 1984;34:277–285.

107. Evereklioglu C, Er H, Turkoz Y, Cemken M. Serum levels of TNF-α, sIL-2R, IL-6, and IL-8 are increased and associated with elevated lipid peroxidation in patients with Behcet's disease. *Mediators Inflamm,* 2002;11(2):87–93.

108. Haznedaroglu C, Ozdemir O, Ozcebe O, Dundar SV, Kirazli S. Circulating thrombomodulin as a clue of endothelial damage in Behcet's disease. *Thrombosis and Haemostasis*, 1996;75(6):974–975.

109. Haznedaroglu C, Ozcebe OI, Ozdemir O, Celik I, Dundar SV, Kirazli S. Impaired haemostatic kinetics and endothelial function in Behcet's disease. *J Int Med,* 1996;240(4):181–187.

110. Kayıkcıoglu M, Aksu K, Hasdemir C, Keser G, Turgan N, Kultursay H, et al. Endothelial functions in Behcet's disease *Rheumatol Int*, 2006 Feb;26(4):304-308.

111. Mege JL, Dilsen N, Sanguedolce V, Gul A, Bongrand P, Roux H, et al. Over production of monocyte derived tumor necrosis factor α, interleukin (IL) 6, IL-8 and increased neutrophil superoxide generation in Behcet's disease. A comparative study with familial Mediterranean fever and healthy subjects. *J Rheumatol*, 1993;20(9):1544–1549.

112. Orem A, Yandi YE, Vanizor B, Cimşit G, Uydu HA, Malkoç M. The evaluation of autoantibodies against oxidatively modified low-density lipoprotein (LDL), susceptibility of LDL to oxidation, serum lipids and lipid hydroperoxide levels, total antioxidant status, antioxidant enzyme activities, and endothelial dysfunction in patients with Behcet's disease. *Clin Biochem*, 2002;35:217–224.

113. Sandikci R, Turkmen S, Guvenen G, Ayabakan H, Gülcan P, Koldas M et al. Lipid peroxidation and antioxidant defence system in patients with active or inactive Behcet's disease. *Acta Derm Venerol,* 2003;83:342-346.

114. Sahin M, Arslan C, Naziroglu M, Tunc SE, Demirci M, Sutcu R, et al. Asymmetric dimethylarginine and nitric oxide levels as signs of endothelial dysfunction in Behcet's disease. *Ann Clin Lab Sci,* 2006;36(4):449-454.

115. Adam B, Calikoglu E. Serum interleukin-6, procalcitonin and C-reactive protein levels in subjects with active Behçet's disease. *J Eur Acad Dermatol Venereol,* 2004;18(3):318-320.

116. Freitas JP, Filipe P, Yousefi A, Emerit I, Guerra Rodrigo F. Oxidative stres in Adamantiades-Behcet's disease. *Dermatology*, 1998;197:343-348.

117. Aksu K, Turgan N, Oksel F, Keser G, Ozmen D, Kitapçioğlu G, et al. Hyperhomocysteinaemia in Behcet's disease. *Rheumatology*, 2001;40:687–690.

118. Leiba M, Seligsohn U, Sidi Y, Harats D, Sela BA, Griffin JH, et al. Thrombophilic factors are not the leading cause of thrombosis in Behcet's disease. *Ann Rheum Dis*, 2004;63(11):1445-1449.

119. Kiraz S, Ertanlı I, Çalgüneri M, Ozturk MA. Interactions of nitric oxide and superoxide dismutase in Behçet's disease. *Clin Ex Rheumotal*, 2001;19:825-829.

120. Er H, Evereklioglu C, Cumurcu T, Turkoz Y, Ozerol E, Sahin K, Doganay S. Serum homocysteine level is increased and correlated with endothelin-1 and nitric oxide in Behcet's disease. *Br J Ophthalmol*, 2002;86(6):653–657.

121. Koçak M, Erbaş D, Karabulut AA, Ozturk G, Eksioglu M. Behçet's disease and nitric oxide production. *Int J Dermatol*, 2003;42:244-248.

122.Hankey GJ, Eikelboom JW. Homocysteine and vascular disease. *Lancet*, 1999;354:407-413.

123. Cahill M, Karabatzaki M, Meleady R, Refsum H, Ueland P, Shields D, et al. Raised plasma homocysteine as a risk factor for retinal vascular occlusive disease. *Br J Ophthalmol,* 2000;84:154-157.

124. Wenzler EM, Rademakers AJ, Boers GH, Cruysberg JR, Webers CA, Deutman AF. Hyperhomocysteinemia in retinal artery and retinal vein occlusion. *Am J Ophthalmol,* 1993;115:162–167.

125. Korkmaz C, Bozan B, Kosar M, Sahin F, Gülbas Z. Is there an association of plasma homocysteine levels with vascular involvement in patients with Behcet's syndrome? *Clin Exp Rheumatol,* 2002;20:30–34

126. Calıkoglu E, Oztas M, Sengul N, Adam B, Gurer MA. Serum homocysteine level in Behcet's disease. *Haematologia*, 2002;32:219–224

127. Ates A, Aydıntug O, Olmez U, Duzgun N, Duman M. Serum homocysteine level is higher in Behcet's disease with vascular involvement. *Rheumatology International*, 2005; 25(1):42–44.

128. Sarican T, Ayabakan H, Turkmen S, Kalaslioglu V, Baran F, Yenice N. Homocysteine: An activity marker in Behcet's disease? *J Dermatol Sci*, 2007;45(2):121–126.

129. Kartal Durmazlar SP, Akgul A, Eskioglu F. Homocysteine may Involve in the Pathogenesis of Behcet's Disease by Inducing Inflammation. *Mediators Inflamm,* 2008;2008:407972.

130. Ozdemir R, Barutcu I, Sezgin AT, Acikgoz N, Ermis N, Esen AM, et al. Vascular endothelium function and plasma homocysteine levels in Behcet's disease. *Am J Cardiol,* 2004;94:522–525.

131. Ducros V, Demuth K, Sauvant MP, Quillard M, Caussé E, Candito M, et al. Methods for homocysteine analysis and biological relevance of the results. *J Chromatogr B Analyt Technol Biomed Life Sci*, 2002;5;781(1-2):207-26.

132. Ehrlich GE. Vasculitis in Behcet's disease. *Int Rev Immunol,* 1997;14:81–88.

133. Caliskan M, Yilmaz S, Yildirim E, Gullu H, Erdogan D, Ciftci O, et al. Endothelial functions are more severely impaired during active disease period in patients with Behcet's disease.*Clin Rheumatol,* 2007;26(7):1074-1078.

134. Tatlıcan S, Gulbahar O, Simsek Kaya K, Eren C, Kartal Durmazlar P, Eksioglu F. Behçet hastalarında Serum Resistin düzeyleri ve Hastalık Aktivitesi ile İlişkisi. *Türkderm*, 2009;43:100-103.

135. Protogerou AD, Sfikakis PP, Stamatelopoulos KS, Papamichael C, Aznaouridis K, Karatzis E, et al. Interrelated modulation of endothelial function in Behcet's disease by clinical activity and corticosteroid treatment. *Arthritis Res Ther,* 2007;9(5):90-96.

Druck:
CPI Druckdienstleistungen GmbH
im Auftrag der
Kolibri 360 GmbH
Ferdinand-Jühlke-Str. 7
99095 Erfurt

FSC
www.fsc.org
MIX
Papier | Fördert gute Waldnutzung
FSC® C083411

Kolibri 360 GmbH
Ferdinand-Jühlke-Straße 7
99095 Erfurt, Deutschland
produktsicherheit@kolibri360.de